Die Demenz und Ich

Herz über Kopf – Ein Ratgeber für Angehörige und Betroffene, der Hoffnung gibt

Miriam Sonnenberg

Die Demenz und Ich

www.inselliebe-verlag.de

Für Fragen und Anregungen:
info@inselliebe-verlag.de
Auflage 2019

INHALT

Vorwort

Die Diagnose Demenz ist für viele Menschen ein schwerer Schlag. Auch für mich war die Erkrankung meiner Großmutter ein großer Schock. Die ersten Anzeichen waren schon früh zu erkennen, allerdings haben wir diese als normale Alterserscheinung abgetan. Dass dies ein Fehler war, machte uns der zuständige Arzt dann später klar. Im Anfangsstadium hätte man noch viel machen können, um die Krankheit zu verzögern, erklärte uns der Fachmann. Meine Mutter und mein Onkel, die meine Oma begleitet haben, wirkten sehr aufgelöst, während meine Großmutter gefasst reagierte.

Ich selbst konnte mit diesem Thema zu dieser Zeit wenig anfangen, aber meine Mutter, die sich selbst ein bisschen mit Demenz auskannte, klärte mich auf. Ich erfuhr, dass Demenz keine einfache, altersbedingte Erscheinung ist, sondern eine ernst zu nehmende Krankheit, die früher oder später den Tod bedeutet. Außerdem erzählte sie mir, dass Oma mich irgendwann nicht mehr wiedererkennen wird und mich vergisst. Das trieb mir die Tränen in die Augen und ich dachte lange darüber nach. Das Thema ließ mich nicht mehr los und ich recherchierte in Büchern, Zeitschriften und im Internet, auf der Suche nach Antworten auf meine Fragen. Einige machten mir noch mehr Angst, andere milderten die Furcht. In den folgenden Jahren begleitete ich meine Oma fast täglich, da meine Mutter beschloss, sie bei uns aufzunehmen. Wir durchlebten viele Höhen und Tiefen miteinander und eines habe ich über den Umgang mit Demenz gelernt: Es gibt Hoffnung!

Der Anfang mag zwar schwer sein, aber wenn man sich auf die neuen Lebensumstände einlässt, hat man die Möglichkeit, viele wertvolle Erfahrungen zu machen. Auch, wenn Demenz früher sehr viel Leid für Betroffene und Angehörige bedeutet hat, ist die Forschung mittlerweile in der Lage, den Prozess zu verlangsamen und den Lebensabend angenehm zu gestalten. Was viele nicht wissen, ist, dass die Demenz, also der Abbau von Gehirnzellen, an sich nicht tödlich ist. Es kann jedoch passieren, dass gewisse motorische Fähigkeiten, wie z. B. der Hustenreflex, aussetzen und der Erkrankte sich verschluckt. In diesem Ratgeber möchte ich Sie über diese Krankheit informieren, aber Sie vor allem auch ermutigen, den Blick für die schönen Dinge im Leben nicht zu verlieren. Trotz Erkrankung werden Sie merken, dass Sie mit Ihren Lieben ein paar schöne Stunden verbringen können. Der Verlauf der Krankheit ist keine Einbahnstraße und äußert sich bei jedem Individuum anders. Eine Diagnose bedeutet keine Sackgasse, sondern der Anfang eines geschlungenen Pfades. Auch in der Forschung gibt es immer wieder neue Erkenntnisse zum Thema Demenz, die medizinische Versorgung und Betreuung wird immer besser. Lassen Sie sich auch von unkonventionellen Methoden nicht abschrecken, denn viele verbessern nachhaltig den Zustand eines Demenzpatienten.

Ich möchte Ihnen zeigen, dass Sie nicht allein sind. Allein in Deutschland sind 1,7 Millionen Menschen an Demenz erkrankt, Tendenz steigend. Lassen Sie sich von mir auf Ihrer schwierigen Reise begleiten, erfahren Sie, was als Betroffener oder als Angehöriger auf Sie zukommen wird, und lernen Sie Organisationen kennen, die Ihnen den Alltag mit Demenz maßgeblich erleichtern können. Der Grund, warum viele Menschen schnell überfordert, unsicher und ratlos sind, ist, dass durch eine allgemeine Verdrängung, Tabuisierung und Stigmatisierung wenige Informationen zugänglich sind. Auch ich habe viel zu viel Zeit verstreichen lassen, weil ich von einem so umfassenden Angebot nichts gewusst habe. Da dies kein Einzelfall ist und sich viele erst Hilfe suchen, wenn sie selbst einfach nicht mehr können, möchte ich Ihnen mit diesem Buch den Schlüssel zu einer einfacheren, gesünderen und angenehmeren Handhabung mit der Krankheit Demenz für alle Beteiligten geben.

Einleitung

Das Wort Demenz kommt ursprünglich aus dem Lateinischen und bedeutet ins Deutsche übersetzt so viel wie „ohne Geist " oder „geistlos". Und genau diese Begrifflichkeit beschreibt den wesentlichen Aspekt von Demenz oder besser gesagt das Hauptmerkmal, welches Betroffene und Angehörige am meisten erschüttert. Der Erkrankte wird regelrecht aus seinem Bewusstsein gerissen, das Selbstbild gerät ins Wanken und alltägliche Dinge werden zu scheinbar unüberwindbaren Hindernissen.

Der typische Verlauf einer Demenzerkrankung geht mit dem Abbau bis hin zum Verlust der geistigen und mentalen Fähigkeiten einher. Dieser meist schleichende Prozess ist sowohl für die Erkrankten als auch für das soziale Umfeld eine schwere Herausforderung, die, wenn man nicht Acht gibt, zu einer extrem hohen Belastung führen kann. Die Betroffenen leben plötzlich in einer eigenen Realität, in der sie ihre Mitmenschen und auch sich selbst anders wahrnehmen. Das kann sogar so weit führen, dass sich die ganze Persönlichkeit eines Menschen verändert. Es treten vermehrt Gedächtnislücken auf, die vor allem das Kurzzeitgedächtnis betreffen, später allerdings auch das Langzeitgedächtnis. Der Betroffene leidet zunehmend unter Orientierungslosigkeit, Stimmungsschwankungen, Antriebslosigkeit oder sogar an Depressionen.

Die Familie wandelt sich dann mit der Zeit zu Pflegekräften, die den Erkrankten betreuen und ihm unter die Arme greifen. Dabei kann dieser Rollenwechsel bei zu wenig Achtsamkeit und Selbstfürsorge zu viel Stress und Leid führen. Wenn Sie Kinder haben, sollten Sie trotz dessen keine Angst davor haben, Kontakt mit dem Betroffenen zuzulassen. Wenn das Kind plötzlich merkt, dass etwas mit Oma oder Opa nicht stimmt, ohne dass es sich selbst ein Bild davon machen kann, bekommt es durch das Kontaktverbot durch die Eltern eher Angst vor der Krankheit. In den meisten Fällen finden gerade Kinder einen guten Zugang zu den Erkrankten, da sie ohne Vorbehalte, unverstellt, unkompliziert und natürlich auf Menschen zugehen können. In gewisser Weise können Sie in dieser Hinsicht etwas von den Kleinen lernen, da die Demenzpatienten in den meisten Fällen positiver auf dieses Verhalten reagieren.

Auch wenn Demenz nicht nur vom Alter abhängig ist und auch jüngere Menschen betroffen sein können, tritt die Krankheit dennoch vermehrt im hohen Alter auf. Zum Vergleich: 1,6 % der 60- bis 69-Jährigen sind an Demenz erkrankt, während sich die Zahl der Betroffenen in einem Zehnjahresabstand auf 7,3 %, 26,1 % und schließlich auf 40,9 % regelrecht exponentiell vergrößert. Dabei geht man davon aus, dass Frauen häufiger an Demenz erkranken als Männer. Die rund zwei Drittel kommen zum einen durch die höhere Lebenserwartung, zum anderen auch durch das Sexualhormon Östrogen zustande. Studien belegen außerdem, dass Rauchen sowie eine ungesunde Ernährung und zu wenig Sport große Risiken darstellen. Wer jedoch einen gesunden Lebensstil führt, kann das Demenzrisiko um rund 60 % senken.

Dabei sollten Sie wissen, dass die Bezeichnung Demenz lediglich ein Oberbegriff ist, der mehr als 50 verschiedene Krankheiten umfasst. Allerdings ist Alzheimer wohl die geläufigste und auch die häufigste Form von Demenz, denn mehr als 65 % der Demenzerkrankten sind Alzheimerpatienten. Ein Demenzpatient mit Migrationshintergrund kann eine besonders große Herausforderung darstellen, da der Patient im Laufe der Krankheit die Landessprache wieder verlernt und nur noch in der Muttersprache kommunizieren kann. Kritisch wird es, wenn ausschließlich die Erinnerungen im Herkunftsland verbleiben, da sich der Patient so nur noch sehr schlecht zurechtfindet.

Im Folgenden werden Sie mehr über die bereits angesprochenen Themen erfahren und viel Neues über die Krankheit an sich, aber auch über den Umgang damit lernen.

Diagnose Demenz

In diesem Kapitel möchte ich Ihnen auf informative Art und Weise das Krankheitsbild der klassischen Demenz näher erläutern. Sie werden einiges über die allgemeine Symptomatik, die verschiedenen Arten von Demenz, den Verlauf, die Diagnostik und die Medikation lernen. Denn auf diese Weise können Sie sich mit der Krankheit vertraut machen und sich einen Überblick darüber verschaffen, was möglicherweise auf Sie zukommen wird.

SYMPTOME

Auch, wenn sich Demenz bei jedem Individuum anders äußert, habe ich Ihnen zehn Anzeichen zusammengestellt, die auf eine Demenzerkrankung hinweisen können. Manche Personen vereinen alle Symptome, während andere nur einige aufweisen können. Behalten Sie dabei aber bitte immer im Hinterkopf, dass auch eine Häufung dieser Symptome bei einer Person keine Garantie für eine tatsächliche Erkrankung ist. Eine Auskunft darüber kann nur die umfassende Diagnose eines Facharztes geben. Nichtsdestotrotz folgen nun die zehn typischen Anzeichen, die auf ein Frühstadium der Demenz hinweisen. Diese schleichen sich meist unbemerkt ein und prägen sich dann mit der Zeit immer stärker aus.

1. **Vergesslichkeit:** Dieses erste Frühwarnzeichen ist wohl das Bekannteste. Oma vergisst zunehmend Geburtstage, Termine oder Namen. Eine allgemeine Schusseligkeit ist damit jedoch nicht gemeint. Schließlich ist es doch nur allzu menschlich, die eine oder andere Sache zu vergessen. Kritisch wird es dann, wenn sich Vorfälle wie diese häufen und so die Zustände der Vergesslichkeit und der allgemeinen Verwirrung stetig zunehmen.

2. **Sprache:** Auch die verbale Kommunikation fällt Betroffenen schwerer, da sie selbst dem Gespräch nicht mehr so gut folgen können. Begriffe werden vertauscht, ausgelassen oder der Satzbau ist unvollständig und unlogisch. Außerdem kann es passieren, dass der Inhalt

unschlüssig ist und die Worte im Zusammenhang keinen Sinn mehr ergeben.

3. Zunehmende Passivität: Menschen, die an Demenz erkrankt sind, merken oft selbst die Symptome stärker und schneller. Allerdings versuchen sie meist, diese zu verdrängen und vor anderen zu verbergen. In Folge dessen werden soziale Kontakte eher gemieden, Termine werden abgesagt und die Betroffenen sind nur noch selten aktiv.

4. Gereiztheit: Weil die neuen Lebensumstände zu Beginn sehr verwirrend und auch überfordert sein können, kann es passieren, dass eine empfindliche Person häufiger aggressiv oder gereizt reagiert. Vor allem, wenn man diese sonst als einen sehr ruhigen und besonnenen Menschen wahrgenommen hat, ist Vorsicht geboten.

5. Depression: Bei diesem Symptom sollte man besonders differenzieren, da eine altersbestimmte Niedergeschlagenheit häufig diagnostiziert wird. Wenn sich nach und nach weitere Warnzeichen mit eingliedern, die auf den Verlust von kognitiven Fähigkeiten hinweisen, dann gilt diese Depression als eine Art Vorstufe.

6. **Orientierungslosigkeit:** Wenn sich jemand auf für ihn eigentlich bekanntem Gebiet schnell verläuft, Treffen versäumt, Termine infrage stellt oder sich immer wieder im Tag, in der Woche oder im Monat vertut, kann dies ein ernst zu nehmendes Zeichen sein. Experten schätzen zeitliche und räumliche Desorientierung als Frühwarnzeichen von Demenz ein.

7. **Signifikante Probleme im Alltag:** Wenn das alltägliche Leben für eine Person nur noch schwer zu bewältigen ist, da komplexere Zusammenhänge nicht mehr erkannt werden können, sollte man nach den Ursachen dafür forschen. Gefährlich kann es werden, wenn alltägliche Handgriffe, wie das Bügeleisen oder das Ausschalten des Herds, nicht mehr funktionieren.

8. **Verlust des Geruchssinns:** Sollte der Geschmacks- oder Geruchssinn langsam abnehmen oder schließlich ganz verschwinden, kann das ein Hinweis auf eine schwere Krankheit, wie zum Beispiel Parkinson oder eben Demenz sein. In jedem Fall ist es ratsam, einen Arzt aufzusuchen.

9. **Halluzinationen:** Auch, wenn sich dieses Symptom erst im späteren Verlauf der Krankheit manifestiert und verstärkt, treten auch im Frühstadium Wahnvorstellungen in Form von Bildern aus der

Vergangenheit auf. Doch der Erkrankte identifiziert diese Halluzinationen oft nicht als solche und vermischt sie mit der Gegenwart. So erkennen sie verstorbene Verwandte unter den Lebenden oder fühlen sich verfolgt. Diese Paranoia kann für Außenstehende sehr verwirrend und schwer nachvollziehbar sein.

10. Persönlichkeitsveränderung: Dieses Symptom ist sowohl als Zusammenfassung der anderen Symptome zu deuten als auch als eigenes Zeichen. Häufig dreht sich die Persönlichkeit eines Menschen um 180 Grad. Freundliche Menschen werden unhöflich, aktive Personen sind antriebslos und so weiter.

FORMEN VON DEMENZ

Wie bereits erwähnt, teilt sich Demenz in mehrere Unterkategorien ein. Im Folgenden möchte ich Ihnen einen kleinen Überblick über die wichtigsten Demenzerkrankungen geben.

1. Primäre (hirnorganisch/kortikale) Demenz

Diese Form der Demenz macht rund 90 % der Erkrankten aus. Die Krankheiten verlaufen degenerativ sowie ohne Einflüsse von außen und sind durch die Erkrankung des Gehirns bedingt. Das bedeutet, dass die Nervenzellen im Gehirn nach und nach abgebaut werden oder absterben. Auch nach dem heutigen Stand der Medizin ist die primäre Demenz nicht heilbar, sondern kann nur temporär verzögert werden. Doch auch die primäre Demenz teilt sich in zwei Kategorien auf.

1.1. Neurodegenerative Demenz: Typisch bei dieser Unterart ist der irreversible Verlust von Nervenzellen im Gehirn. Das schädigt die Struktur in der Gehirnrinde, dem Cortex, nachhaltig und bestimmte Areale gehen verloren. Es kommt relativ schnell zu auffälligem Verhalten, da häufig entsprechende Hirnregionen betroffen sind, die die soziale Kommunikation steuern. Dieser Kategorie lassen sich drei bekannte Demenzerkrankungen zuordnen.

- **Alzheimer:** Der Namensgeber dieser kortikalen Krankheit, Alois Alzheimer, fand heraus, dass diese Form der Demenz vor allem die gesamte Großhirnrinde angreift und schädigt. Denn in dieser sind all unsere Erfahrungen, unsere Persönlichkeit und prägende Erinnerungen gespeichert – eben alles, was einen Menschen ausmacht.

  Schuld an diesen Störungen sind Eiweißablagerungen, die die Kommunikation zwischen den Nervenzellen im Gehirn blockieren, sowie ein Mangel des Botenstoffes Acetylcholin. Daraus resultieren dann die oben angeführten Symptome wie Vergesslichkeit, Veränderungen der Persönlichkeit, Sprachstörungen oder Orientierungslosigkeit. Sehr charakteristisch für die Alzheimererkrankung ist der schleichende Prozess. Obwohl Alzheimer mit Abstand zu den häufigsten Demenzerkrankungen zählt, sind eindeutige Auslöser noch nicht erforscht.

- **Lewy-Body Demenz:** Als ein Forschungsergebnis eines Mitarbeiters von Alois Alzheimer, der den Namen Friedrich Lewy trägt, ist die Lewy-Körperchen-Demenz der Alzheimerkrankheit sehr ähnlich. Im Fokus hierbei stehen allerdings die Lewy-Körperchen, die sich an den Nervenzellen der Hirnrinde ablagern und so Signale blockieren. Trotz der vielen Ähnlichkeiten gibt es auch einige Unterschiede, die sich insbesondere bei den spezifischen Symptomen erkennen lassen. Trotz gleichender Symptomatik kommt es im Gegensatz zu Alzheimer auch im Frühstadium zu starken, präsenten Halluzinationen. Des Weiteren weiten sich die Beschwerden auf den Körper aus. Der Patient zittert zunehmend und viele klagen auch über steife Gelenke, die z. B. einen Sturz begünstigen können. Außerdem bleibt der Zustand des Patienten nicht stabil, sondern es gibt schlechte sowie symptomfreie Tage. Trotz der Schwankungen der kognitiven Leistungsfähigkeit bleibt das Gedächtnis im Schnitt bei einem Lewy-Body-Patienten länger bestehen.

- **Frontotemporale Demenz:** Diese Erkrankung könnte Ihnen auch unter dem Namen Morbus Prick geläufig sein. Diese Krankheit tritt häufig schon im Alter von knapp 50 Jahren auf. Anders als bei Alzheimer werden hauptsächlich das Frontalhirn, welches sich an der Stirn befindet, sowie das Temporalhirn, welches sich an den Schläfen befindet, angegriffen. Da diese beiden Areale hauptsächlich für die Persönlichkeit zuständig sind, ist das soziale Leben der Patienten am meisten betroffen. Das Absterben der Nervenzellen hat zur Folge, dass sich der Charakter einer Person grundlegend verändert. Die Menschen werden kalt, abweisend, aggressiv, reizbar und beleidigend, obwohl sie früher eher als freundlich und zurückhaltend galten.
- **Demenz bei Parkinson:** Im Verlauf einer Parkinsonerkrankung setzt früher oder später bei ca. 40

% der Betroffenen auch eine Demenz ein. Dies lässt sich durch den Mangel des Botenstoffes Acetylcholin begründen, ohne den eine Signalübertragung zwischen den Nervenzellen im Gehirn nicht stattfinden kann. Da die Schädigungen zunächst unter dem Cortex auftreten, spricht man von einer subkortikalen Demenz. Da es sich um eine andere betroffene Hirnregion handelt, unterscheidet sich auch die Symptomatik. Erkrankte haben deshalb weniger mit Gedächtnislücken, dafür aber mehr mit Aufmerksamkeitsstörungen zu kämpfen. Dadurch kommt es vermehrt zu Problemen in der Alltagsbewältigung. Der Betroffene kann nicht mehr gut im Voraus planen oder Probleme lösen.

1.2. Vaskuläre Demenz: Diese zweite Form tritt nach Alzheimer am häufigsten auf und wird durch Durchblutungsstörungen hervorgerufen, die das Gehirn nachhaltig schädigen. Wenn wichtige Blutgefäße, die den Sauerstoff zu den Nervenzellen im Gehirn transportieren, zu sehr verengt oder verstopft sind, sterben infolgedessen diese Zellen ab. Charakteristisch sind ein plötzlicher Beginn und unregelmäßige Verschlechterungen.

- **Multi-Infarkt-Demenz:** Anders als bei einem Schlaganfall, der auch eine Demenz auslösen kann und bei dem die Symptome deutlich zu erkennen sind, kann man kleinere Infarkte nur selten identifizieren. Wenn diese unbemerkt und in einer großen Anzahl auftreten, kann das zu irreversiblen Schäden und einer daraus resultierenden Demenz führen. Anzeichen für einen dieser kleinen Infarkte können plötzlich auftretende Sprachfehler, Inkontinenz oder Desorientierung sein. Risikofaktoren können Herzrhythmusstörungen, Fettleibigkeit, Diabetes, Zigarettenkonsum, Hypertonie (Bluthochdruck) und Arteriosklerose (verengte Blutgefäße) sein.

- **Morbus Binswanger:** Diese Erkrankung ähnelt der Multi-Infarkt-Demenz in vielerlei Hinsicht, allerdings begründen sich die vielen kleinen Infarkte im Gehirn fast ausschließlich durch extrem verengte Blutgefäße.

2. Sekundäre (nicht hirnorganische) Demenz

Diese zweite Hauptkategorie ist lediglich zu 10 % vertreten und beschreibt die Demenzerkrankungen, die als Folgeerscheinungen gelten. Beispielsweise können Auslöser etwa Stoffwechselkrankheiten, psychische Störungen, Vergiftungserscheinungen, Hirnschäden, der Missbrauch von Substanzen oder Vitaminmangel sein. Die sekundäre Demenz ist heilbar, da sich das Gehirn nach einer Heilung der Grundkrankheit wieder vollständig erholen kann. Mit der Zeit gehen so auch die Beschwerden, die im Zusammenhang mit einer Demenz stehen, zurück. Der Einbezug der sekundären Demenz soll nur einen kurzen Exkurs darstellen, da sich dieser

Ratgeber hauptsächlich mit den primären Demenzen auseinandersetzt. Aufgrund dessen werden die folgenden Beispiele kurz gehalten.

- **Endokrinologische Demenz:** Die Endokrinologie beschäftigt sich mit dem Hormonhaushalt. Herrscht ein Ungleichgewicht, kann es auch zu einer Demenzerscheinung kommen.
- **Infektiöse Demenz:** Wenn eine übertragbare Krankheit in den Organismus gelangt und die Nervenzellen im Gehirn angegriffen werden, führt das manchmal zu einer Demenz. Beispiele hierfür sind HIV, die Creutzfeldt-Jakob-Krankheit oder Syphilis.
- **Toxische Demenz:** Diese Art der Demenz wird durch den Missbrauch von Drogen, Alkohol oder von Medikamenten verursacht. Durch einen längerfristigen Konsum wirken manche Substanzen wie ein Nervengift und schädigen die Hirnzellen maßgeblich. Dann setzt ein geistiger Verfall ein, der durch die Giftstoffe ausgelöst wurde.
- **Traumatische Demenz:** Anders als bei den meisten anderen Unterarten ist diese Form psychisch – durch ein Trauma oder Ähnliches – bedingt. Die menschliche Psyche versucht, sich durch eine Art Verdrängungsmechanismus zu schützen. Wer in seinem Leben einer oder mehreren belastenden Situationen ausgesetzt war, wird ein Leben lang damit zu kämpfen haben.

VERLAUF

Der Prozess einer Demenz verläuft laut einer Einstufung in drei Stadien. Diese sind nach den verschiedenen Schweregraden gestaffelt, jedoch kann man diese drei Phasen keinesfalls klar voneinander trennen, da die Übergänge fließend sind und sich der Krankheitsverlauf bei jedem Individuum anders verhält. Allerdings werden die Einschränkungen sowie der kognitive Verfall im Laufe der Krankheit immer präsenter. Jedes Individuum verharrt unterschiedlich lange in den verschiedenen Phasen, weshalb eine genaue, allgemeingültige Angabe nicht möglich ist.

Frühes Stadium

Die erste Stufe wird auch als frühes Stadium bezeichnet und gibt den schleichenden Beginn an. Insgesamt kann diese Phase von fünf bis zu zehn Jahren andauern, in manchen Fällen sogar länger. Die ersten Symptome treten auf und werden im Laufe der Zeit immer stärker und ausgeprägter. Da man keinesfalls von einem plötzlichen Auftreten der Krankheit sprechen kann, ist ein konkretes Datum unmöglich, festzulegen. Das liegt zum einen daran, dass sich Defizite durch abgestorbene Nervenzellen im Hirn erst spät bemerkbar machen, da die komplexe Struktur des Organs Verluste gut ausgleichen kann. Experten gehen sogar davon aus, dass bis zu 30 Jahre ins Land ziehen können, bis sich die ersten Symptome bemerkbar machen. Zum anderen werden die ersten Symptome abgetan und verdrängt, da es für Betroffene, aber auch für Angehörige schwer ist, sich die Krankheit einzugestehen. Es treten die ersten Gedächtnislücken auf, die in diesem Stadium allerdings nur das Kurzzeitgedächtnis betreffen. Das bedeutet, dass zwar eingefleischte, einfachere Abläufe eingehalten, aber dafür neue Informationen nicht gut behalten werden können.

Besonders typisch sind dabei das Verlegen von Gegenständen und Probleme beim Folgen eines Gespräches sowie eines Textes. Mitunter kann es passieren, dass den Betroffenen im wahrsten Sinne des Wortes die Worte fehlen. Außerdem treten die ersten Anzeichen von Orientierungslosigkeit auf, da sich die Erkrankten in einer fremden Umgebung häufig verlaufen und den Weg nicht mehr zurückfinden. Diese plötzliche Hilflosigkeit ist für viele ein großer Schlag, der vor allem mit Frust, Angst, Trauer und großer Scham verbunden ist. Durch den ständigen Vergleich mit den früheren Fähigkeiten haben viele eine hohe Anspruchshaltung an sich selbst, die sie durch die immer präsenter werdende Krankheit nicht mehr oder nur noch mit großer Mühe erfüllen können. Da sie vor anderen nicht schwach und unfähig wirken wollen, wird das Problem verharmlost, verdrängt und die Betroffenen flüchten sich in Ausreden, reagieren mit Spott, Hohn, Wut, Schuldzuweisungen oder Trotz auf Nachfragen anderer. Doch gerade in dieser Phase ist es wichtig, dass die Betroffenen ihre Erkrankung akzeptieren. Denn nur durch Akzeptanz können wichtige Schritte zum Entgegenwirken eingeleitet werden.

Der frühzeitige Beginn einer Therapie kann den Prozess deutlich verzögern, sodass man noch über mehrere Jahre die Kontrolle über sich selbst behalten kann. Einige therapeutische Maßnahmen können auch nur in einem frühen Stadium angewendet werden, weshalb es von Vorteil ist, schon bei den kleinsten Beschwerden einen Mediziner aufzusuchen, um sich Rat einzuholen. Man sollte also keine Zeit verlieren und sich im Zweifel vorsorglich untersuchen lassen.

Mittleres Stadium

In dieser Phase verstärken sich die bisherigen Symptome und zum Teil treten auch noch neue Anzeichen auf. Das Stadium zeichnet sich vor allem durch starke Einschränkungen im Alltag, große Gedächtnislücken und fehlende oder bruchstückhafte Erinnerungen, wie beispielsweise an die eigenen Kinder, aus. Aber auch automatisierte Abläufe oder Fähigkeiten verschwinden zunehmend aus dem Bewusstsein. Die zwischenmenschliche Kommunikation gestaltet sich als immer schwieriger, da vermehrt massive Fehler im Satzbau, inhaltliches Unverständnis oder entfallene

Begriffe auftreten. Interaktionen wirken floskelhaft, da die Betroffenen häufig den Faden verlieren und der Unterhaltung nur schwer folgen können. Alltägliche Aufgaben werden unüberwindbar, da komplexe Zusammenhänge nicht mehr so gut verstanden werden können.

Es fällt den Erkrankten zunehmend schwerer, sich in Zeit und Raum zurechtzufinden, da Betroffene in der eigenen Heimat die Orientierung verlieren und sich ständig in der Tageszeit vertun können. Dadurch kann es auch zu schwerwiegenden Störungen des Schlaf-Wach-Rhythmus kommen. Das Vergessen dringt nun schon bis in das Langzeitgedächtnis vor, sodass auch Kernerinnerungen langsam immer mehr verblassen. Das kann so weit gehen, dass die betroffene Person sich nicht einmal mehr an den Ehepartner erinnern kann. Ereignisse aus den letzten dreißig bis vierzig Jahren sind wie ausgelöscht, dafür werden Erinnerungen aus der frühen Kindheit und Jugend immer präsenter.

So sind die Erkrankten davon überzeugt, dass ein längst verjährtes Schlüsselerlebnis erst gestern passiert ist. Die Betroffenen wollen sich zum Beispiel mit längst aus den Augen verlorenen Kindheitsfreunden treffen oder die seit Jahrzehnten verstorbenen Eltern sehen. Sie halten an nicht mehr existierenden Personen fest, während die eigenen Familienangehörigen wie Fremde wirken. Das liegt vor allem daran, dass die

Demenzpatienten kein Bewusstsein mehr für die Krankheit haben und buchstäblich in ihrer eigenen Realität leben. Durch diese massiven Veränderungen ist es nicht ungewöhnlich, dass sich auch die Persönlichkeit verändert. Die Erkrankten sind häufig sehr instabil, reagieren aggressiv, ungeduldig, frustriert, paranoid, nervös, gereizt und im Allgemeinen höchst emotional. Das resultiert aus dem Unverständnis für die Gründe, warum sich die Betroffenen verfolgt, orientierungslos, ungeliebt oder nicht verstanden fühlen.

Spätes Stadium

Diese letzte Phase beschreibt das Endstadium der Demenz. Die Symptome erreichen ihren Zenit. Angehörige werden nicht nur teilweise, sondern gar nicht mehr erkannt.

Es liegt eine gravierende Sprachstörung vor, es bleiben nur noch sehr wenige Fähigkeiten erhalten und die Betroffenen sind in allen Lebensbereichen auf Hilfe angewiesen. Die Erkrankten sind nicht mehr dazu in der Lage, allein im Haus oder außerhalb zu sein, und werden deshalb häufig in Pflege gegeben, wo sie rund um die Uhr betreut werden können. Die erkrankten Personen können nicht mehr allein Nahrung zu sich nehmen oder auf die Toilette gehen, da letztendlich auch die Kontrolle über die Körperfunktionen verloren geht. Neben dem geistigen setzt schließlich auch der körperliche Verfall ein. Die Muskeln verspannen sich, was eine Versteifung der Gelenke zur Folge hat, der Schluckreflex setzt häufig aus und eine eigenständige Fortbewegung ist nicht mehr möglich. Die Patienten werden bettlägerig. Außerdem können Signale von Darm, Magen und Blase nicht mehr gedeutet und dadurch auch nicht selbstständig kontrolliert werden.

Die Demenzpatienten leben in einer noch kleineren und unberechenbareren Realität oder Traumwelt. Vergangenheit, Gegenwart und Zukunft verschwimmen, werden vermischt und der Betroffene hat kein Zeitgefühl mehr. Immer mehr Verhaltensauffälligkeiten, wie zum Beispiel plötzliche Stimmungsschwankungen, Schlafwandeln, zielloses Umherirren oder ein stundenlanges, regloses vor dem Fenster Sitzen treten auf. Gefährlich wird es, wenn die Wohnungstür nicht abgeschlossen ist und die Person desorientiert auf die Straße läuft oder durch ein Versehen die Vorhänge in Brand gesteckt werden. Deswegen ist es wichtig, die betroffenen Personen nicht sich selbst zu überlassen und so viel wie möglich zu unterstützen.

Eine Kommunikation ist unmöglich geworden, da sie sich nur noch auf eine sinnlose Aneinanderreihung von Lauten oder bestenfalls Wörtern beschränkt, wobei jedoch viele einfach verstummen. Allerdings ist es dennoch möglich, einen emotionalen Zugang aufzubauen. Über einen nonverbalen Draht können

Angehörige dennoch ein festes Band zu dem Erkrankten knüpfen, denn diese reagieren sehr sensibel auf Gerüche, Geräusche, bekannte Gebete, Geschmäcker, Berührungen und auf bekannte Musik von früher, aber auch auf Gesichter.

So kann es sein, dass sich ein Demenzpatient emotional an einen Angehörigen erinnert, obwohl alle rationalen Erinnerungen weg sind.

DIAGNOSTIK

Auch wenn einige Symptome entdeckt wurden, ist eine umfassende Diagnose eines Arztes unerlässlich. Die Grundvoraussetzung für die Diagnose Demenz ist, dass die Symptomatik mindestens seit sechs Monaten besteht. Das klingt nach einer langen Zeit, doch häufig kommt es vor, dass Symptome erst im Nachhinein als solche identifiziert werden können. Auch, wenn eine Identifikation in den meisten Fällen erst spät gestellt wird, kann eine frühzeitige Diagnose lebensverlängernd sein. Oft kann die erste Verdachtsdiagnose von dem Hausarzt gestellt werden. Allerdings ist es trotzdem sinnvoll, sich eine zweite Meinung von einem fachkundigen Neurologen oder Psychiater einzuholen, der dann eine entsprechend genauere Diagnostik vornehmen kann. Häufig kann ein solcher Facharzt körperliche, psychische, aber auch neurobiologische

Untersuchungen durchführen, um die vorliegende Demenz genauer einordnen und therapieren zu können. Katalogisiert ist die Demenz in der internationalen statistischen Klassifikation der Krankheiten und verwandter Gesundheitsprobleme (kurz ICD 10) mit der Kennnummer F00-F03. Dabei werden verschiedene diagnostische Kriterien aufgestellt, anhand derer eine Demenz festgestellt werden kann. Wichtig zu beachten ist, dass nicht all diese Kriterien gleich stark ausgeprägt sein müssen.

1. **Störung des Gedächtnisses:** Neue Informationen können nicht mehr aufgenommen werden und das Kurzzeitgedächtnis sowie später das Langzeitgedächtnis werden in Mitleidenschaft gezogen.
2. **Störung des Denkvermögens:** Es fällt immer schwerer, den roten Faden zu behalten und Entscheidungen zu treffen. Der Ideenfluss sowie das Urteilsvermögen sind beeinträchtigt.
3. **Störung der Alltagskompetenz:** Die Betroffenen haben zunehmend Schwierigkeiten, alltägliche Tätigkeiten zu meistern, aber auch das soziale Leben leidet zunehmend durch unerklärliche Stimmungsschwankungen, Reizbarkeit, Aggression, Misstrauen und Paranoia. Daraus kann auch der schwindende Überblick über die eigenen Finanzen resultieren.

4. **Störung des Orientierungssinnes:** Die Betroffenen verlaufen sich häufig, und das auch in gewohnter Umgebung. Dabei sind Desorientierungen sowohl im Raum als auch in der Zeit gemeint.
5. **Störung der Aufmerksamkeit:** Patienten sind nicht mehr in der Lage, einem Gespräch oder einem Text zu folgen, da es ihnen zunehmend an Konzentration mangelt.
6. **Störung der Informationsverarbeitung:** Erkrankte neigen dazu, Gefahrensituationen falsch einzuschätzen. Außerdem kann es dazu kommen, dass sich immer mehr Fehler in die verbale Kommunikation einschleichen, sodass es nach und nach zu einer Sprachstörung kommen kann.
7. **Dauer:** Um eine abschließende Diagnose stellen zu können, muss gewährleistet sein, dass die aufgelisteten Symptome seit mindestens sechs Monaten bestehen.

Die Diagnostik verläuft in zwei Stufen. Als Erstes werden die Symptome festgestellt. Dies geschieht durch eine ausführliche Anamnese, durch neuropsychologische Tests, durch diverse Fragebögen, durch körperliche Untersuchungen, durch Blutproben, durch die Befragung der Angehörigen und in den meisten Fällen auch durch eine Überprüfung der Alltagsfähigkeiten. Diese Testverfahren können viel Zeit in Anspruch nehmen, um eine Demenz einwandfrei feststellen zu können. Die zweite Stufe der Differenzialdiagnostik beschäftigt sich dann nicht mehr mit dem „Ob“, sondern mit der Frage, welche Form von Demenz bei dem Individuum vorliegt. Dafür eignen sich verschiedenste körperliche Untersuchungen, wie beispielsweise ein EEG, die Liquordiagnostik, ein Ultraschall des Gehirns, eine Computertomografie, eine Magnetresonanz-Tomografie oder eine Positronen-Emissionstomografie.

Diese Verfahren werden meist nach dem Ausschlussprinzip angewendet, um den Demenz-Typus herauszufinden und andere Erkrankungen auszuschließen. Mittlerweile gibt es extra auf Demenz spezialisierte Kliniken, wie die Memory-Klinik, die das notwendige Equipment und die nötige Erfahrung mitbringen. Auch sogenannte Gedächtnisambulanzen bieten Gedächtnissprechstunden an und können eine Diagnose aufstellen.

Wenn der zuständige Arzt eine Demenz diagnostiziert hat, wird er mit dem Betroffenen, aber auch mit den Angehörigen einen Behandlungsplan entwickeln, um möglichst früh der Krankheit entgegenwirken zu können.

MEDIKAMENTATION

Wie bereits erwähnt, gibt es nicht das Heilmittel gegen Demenz, sondern lediglich einige wenige Medikamente zur Linderung der Hauptbeschwerden. Die sogenannten Antidementiva stabilisieren die Symptome der Denkstörungen temporär, was maßgeblich zu einer Entlastung im Alltagsleben beiträgt. Insgesamt gibt es drei Antidementiva, die in den verschiedenen Stadien eingesetzt werden können:

1. **Cholinesterase-Hemmer:** Dieser Wirkstoff findet bei einer leichten bis mittelschweren Demenz ihren Einsatz. Dieses Medikament gleicht den Mangel an dem Botenstoff Acetylcholin aus, indem der Abbau dieses Enzyms, die Cholinesterase, gehemmt wird. So steht der Stoff wieder ausreichend zur Verfügung. Acetylcholin ist wichtig für die Signalübermittlung zwischen den Gehirnzellen und bestimmt so die Denkfähigkeit, die Wahrnehmung, die Erinnerungsfähigkeit sowie das Konzentrationsvermögen. Beispiele für einen solchen Acetylcholinesterasehemmer sind Donepezil, Galantamin und Rivastigmin. Allerdings können auch Nebenwirkungen auftreten, wie beispielsweise Übelkeit mit Erbrechen.
2. **Glutamat-Antagonist:** Dieses Medikament wird bei einer mittelschweren bis schweren Demenzerkrankung eingesetzt. Das Prinzip dieses Anti-

dementivum ist es, einer übermäßigen Produktion von Glutamat entgegenzuwirken. Ein ausgeglichener Glutamatspiegel ist wichtig für die Merkfähigkeit, für das Lernen oder für das Gedächtnis im Allgemeinen. Gefährlich ist eine zu hohe Konzentration des Botenstoffes, da dies eine Schädigung der Nervenzellen im Gehirn zur Folge haben kann. Das wohl bekannteste Medikament in diesem Bereich ist Memantin. Doch auch dieser Wirkstoff hat Nebenwirkungen wie Schwindel, Unruhe, Schlafstörungen und Kopfschmerzen.

3. Ginkgo biloba: Im Gegensatz zu den vorangegangenen Medikamenten ist dieser Wirkstoff nicht verschreibungspflichtig. Dieser Wirkstoff ist rein pflanzlich basiert und findet vor allem bei der vaskulären Demenz Verwendung oder als Teil der Therapie von Gedächtnisstörungen. Das liegt vor allem daran, dass der Ginkgo die Durchblutung in der Hirnregion fördert.

Neben diesen verschiedenen Antidementiva werden auch Begleitsymptome mit Medikamenten behandelt. Dadurch kann der Krankheitsverlauf angenehmer gestaltet werden. Dabei werden Depressionen, Aggressionen, Halluzinationen oder Wahrnehmungsstörungen behandelt. Wichtig ist es, dass der behandelnde Arzt den Überblick über die verschiedenen Medikamente behält, da sich manche nicht miteinander vertragen könnten. Auch die Dosis ist entscheidend und sollte nicht eigenmächtig erhöht oder verringert werden. Das beugt unerwünschten Wechsel- oder Nebenwirkungen vor. Des Weiteren sollte man sich nicht nur auf eine medikamentöse Behandlung verlassen, sondern auch nach alternativen Therapiemöglichkeiten Ausschau halten. Ein Beispiel dafür sind die sogenannten „Jelly-Drops", die von Lewis Hornby entwickelt wurden, um Menschen mit Demenz vor Dehydrierung zu schützen. Diese Drops sind quasi Wasser in fester Form, die für demente Menschen entwickelt wurden, die nach und nach ihr Durstgefühl verlieren. Zur Behandlung von Begleitsymptomen gibt es noch zwei weitere Kategorien, die im Folgenden erläutert werden.

1. **Antidepressiva:** Ein solches Medikament wird bei Depressionen, Verstimmungen und Antriebslosigkeit verschrieben. Dabei ist es nicht von Belang, ob eine Depression schon vorgelegen oder sich erst mit der Diagnose Demenz entwickelt hat. Ein Antidepressivum gleicht den Mangel an den Botenstoffen Noradrenalin und Serotonin aus. Es gibt unzählige Arten von Antidepressiva und der zuständige Mediziner wird die Auswahl bei jedem individuell treffen.
2. **Neuroleptika:** Medikamente wie Melperon, Pipamperon oder Risperidon haben eine beruhigende und hemmende Wirkung auf Aggressivität, Wahnvorstellungen, Paranoia, Halluzinationen, Unruhe,

Reizbarkeit, psychotische Schübe oder andere Verhaltensstörungen. Diese Wirkung wird erzielt, indem der Botenstoff Dopamin gehemmt wird. Allerdings ist bei der Anwendung Vorsicht geboten, da sich die meisten Medikamente nicht gut mit den Antidementiva vertragen und zudem ein großes Risiko für die Patienten bedeutet.

ABGRENZUNG ZU ALZHEIMER

Auch, wenn Alzheimer zu den Demenzerkrankungen zählt und sogar mit Abstand die häufigste Demenz ist, sollte man zwischen den beiden Begriffen differenzieren. Denn wie bereits erwähnt, gibt es über zehn verschiedene Demenzen. Im Folgenden wird das Augenmerk darauf gelegt, inwiefern sich Alzheimer von anderen Krankheitsbildern der Demenz unterscheidet. Im Folgenden habe ich die drei bekanntesten Vertreter mit Alzheimer verglichen und die Unterschiede herausgearbeitet.

Alzheimer vs. Lewy-Körperchen-Demenz

Wie bereits erwähnt sind sich diese beiden Demenzerkrankungen in vielerlei Hinsicht ähnlich, da sich die Symptomatiken überschneiden. Allerdings finden sich dennoch einige markante Unterschiede. Anders als bei der Alzheimererkrankung schreitet die

Lewy-Körperchen-Demenz weniger stetig und stabil voran. Der Gesundheitszustand ist sehr schwankend, da sich auch Anzeichen für Gedächtnisstörungen unregelmäßig und sehr spät zeigen. Dafür sind Halluzinationen und andere Wahrnehmungsstörungen umso präsenter und treten sogar im frühen Stadium auf. Außerdem können auch Schlafstörungen, Bewusstseinsverlust oder Parkinson-Symptome schon früh auftreten. Ein weiterer Unterschied ist, dass Patienten, die mit der Lewy-Body-Demenz diagnostiziert wurden, Neuroleptika nicht gut vertragen.

Alzheimer vs. Frontotemporale Demenz

Der Unterschied zwischen diesen beiden Formen liegt zunächst einmal darin, dass Alzheimer meist ab dem 70. Lebensjahr auftritt, die Frontotemporale Demenz kann sich allerdings schon ab dem 50. Lebensjahr entwickeln. Außerdem verläuft Letztere um einiges schneller und kommt im familiären Umfeld gehäuft vor. Schon im frühen Stadium fällt eine körperliche Verwahrlosung durch mangelnde Hygiene und Inkontinenz auf. Das lässt sich dadurch erklären, dass im Gegensatz zu Alzheimer eine Persönlichkeitsveränderung, Sprachstörungen und Probleme bei der Gesichtserkennung bereits früh einsetzen. Besonders auffällig sind Antriebslosigkeit, Unruhe, Depressionen, fehlende Akzeptanz für die Krankheit und verminderte

Euphorie, die bei Alzheimer eher weniger verbreitet sind. Jedoch liegt eine für Alzheimer typische Apraxie, die eine Störung von Bewegungen und Handlungen hervorruft, bei einer Frontotemporale Demenz eher selten vor.

Alzheimer vs. Vaskuläre Demenz

Die vaskuläre Demenz ist die zweithäufigste Form dieser Erkrankung und findet seinen Ursprung in den Durchblutungsstörungen im Gehirn. Der wohl markanteste Unterschied ist, dass eine vaskuläre Demenz nicht schleichend, sondern plötzlich beginnt und sprungartig verläuft. Dabei kann es sein, dass die Symptome lange Zeit stagnieren oder nur langsam anwachsen, um sich dann unverhofft zu verschlechtern. Da es sich bei dieser Form um kleine Infarkte im Gehirn handelt, ist das Schlaganfall-Risiko bei den Betroffenen meist erhöht und viele haben bereits einen solchen erlitten. Außerdem geht diese Form der Demenz häufig mit Taubheit oder Lähmungen einher, wie es für einen Schlaganfall üblich ist. Doch obwohl man Alzheimer und die vaskuläre Demenz in der Theorie gut auseinanderhalten kann, ist es nicht selten, dass sich die beiden Krankheitsbilder miteinander vermischen. Eine Mischform ist um einiges schwieriger zu klassifizieren und zu diagnostizieren, kommt aber häufiger vor als eine ausschließliche Reinform.

Der Demenzkranke

In diesem Kapitel möchte ich Ihnen einen umfassenden Einblick darüber geben, was früher oder später auf Sie zukommen wird, sowie darüber, wie sich ein Betroffener während der Erkrankung fühlt und wie er die Welt um sich herum plötzlich wahrnimmt.

ALLES ANDERS: WENN DIE REALITÄT VERSCHWIMMT

Die eigene Wahrnehmung verändert sich maßgeblich im Verlauf einer Demenz. Ein häufig gewähltes, eindrucksvolles Beispiel ist der Fall des Künstlers Carolus Horn, der von 1921 bis 1992 lebte und im Laufe seines Lebens an Demenz erkrankte. Besonders eindrucksvoll sind seine Bilder der Rialtobrücke in

Venedig, die er seit 1984 im Verlauf der Krankheit, im Alter von 60 bis 70, immer wieder neu gemalt hatte. Dabei lassen sich gut die veränderte Wahrnehmung und die Einschränkungen beobachten, die einen Blick in die Gedankenwelt eines Demenzkranken gewährt. Auffällig ist, dass der Detailreichtum immer weiter abnimmt. In der Zeit vor der Erkrankung erstellte Horn eine realistische, wohlproportionierte und perspektivische Zeichnung.

Im Verlauf der Demenz fällt auf, dass Farben eingesetzt werden, die zunehmend unrealistischer wirken. Zum Ende hin, im späten Stadium, werden nur noch knallige, kontrastreiche Farben wie gelb, rot und blau verwendet. Die Wolken waren nun nichts mehr als runde, nicht plastische, ovale Formen, wodurch auch der Titel „Wie aus Wolken Spiegeleier werden“ entstand. Die Formen waren nun einfach, geradlinig und grob gehalten, Carolus Horn scheint seine Gabe für das Zeichnen verlernt zu haben, denn die letzte Zeichnung wirkt einfach und kindlich. Doch an sich sind seine Werke nicht schlechter geworden, da sie seine Realität immer noch abbildeten.

Aber seine Realität hat sich verändert. Jedoch wird deutlich, dass ein emotionales Band durchaus noch vorhanden ist, da die Bilder emotionaler und fast schon expressionistisch wirken. Doch genau dieser Verlauf zeigt, was in einem Demenzpatienten vorgeht.

Die Realität verschwimmt zunehmend und die Wahrnehmung wird getrübt. Das kann auch Halluzinationen mit einschließen, die akustisch, aber auch visuell sein können. Zu Beginn werden diese Wahrnehmungsstörungen nur dezent sein. Jemand meint, im Dunkeln eine Gestalt zu sehen oder ein Geräusch zu hören. Ein Knacken kann zu einem peitschenden Schuss werden. Kommt der Postbote, handelt es sich angeblich um einen Einbrecher. Alltägliche Gegenstände, wie zum Beispiel eine Gabel, verlieren ihren Sinn und werden zweckentfremdet. Es kann auch passieren, dass man an Sehkraft verliert, sich nicht mehr orientieren kann oder manisch und aufgedreht wird. Dem stehen lange depressive Phasen gegenüber, die von Antriebslosigkeit und chronischer Müdigkeit begleitet werden.

Es kann zum Beispiel vorkommen, dass man sich im Spiegel sieht, sich selbst nicht erkennt und denkt, dass jemand anderes im Raum ist. Dadurch ist es möglich, dass man sich verfolgt fühlt, vor allem dann, wenn man sich so fühlt, als wäre man unter Fremden. Man fühlt sich verloren, hilflos und Personen, zu denen man Kontakt suchen möchte, sind vielleicht schon längst tot oder sehen ganz anders aus als in den Erinnerungen. Man erkennt Blumen, möchte sie pflücken und muss bemerken, dass dies unmöglich ist, weil es sich nur um ein Muster handelt. Dieser Zusammenhang scheint logisch, dennoch wird man permanent von Personen aus dem Umfeld für etwas korrigiert, dessen Falschheit man nicht einsehen kann. Irgendwann kann man sich nicht mehr richtig ausdrücken, niemand scheint einen verstehen zu können. Die Kommunikation funktioniert nicht mehr, man versteht nicht, was die anderen Menschen von einem wollen.

Der Widerspruch zwischen der eigenen Realität und der des sozialen Umfeldes wird immer größer und man fühlt sich wie im falschen Film. Ständig wird man von anderen korrigiert, was einen irgendwann wütend macht, denn die Begründung ist nicht schlüssig. Man streitet sich ständig und zieht sich zurück, um den Konfrontationen zu entgehen. Es kann kein klarer Gedanke mehr gefasst, geschweige denn ein Satz formuliert werden. Überall können Gefahren lauern, die Kontrolle über sein Leben hat man verloren. Man befindet sich plötzlich an Orten, die man noch nie gesehen hat, trifft auf Menschen, die einem die Kontrolle wegnehmen wollen. Man kann nicht unterscheiden, wann Tag oder wann Nacht ist, man irrt im Dunklen umher und versteht nicht, was gerade vor sich geht.

Die Zeit wird nicht mehr als geradlinige Abfolge von Ereignissen wahrgenommen, sondern in die Gegenwart mischen sich die Vergangenheit sowie die Zukunft. Termine können nicht eingehalten werden und der tägliche Tag-Nacht-Rhythmus verliert an Bedeutung.

Das hat zur Folge, dass es keine sinnvollen Zusammenhänge mehr gibt, die sich planen lassen, und dass Ereignisse nicht erklärbar aus dem Nichts passieren. Man fühlt sich verunsichert, weil man das Heute, das Gestern und das Morgen nicht mehr auseinanderhalten kann. Auf aktuelle Situationen können vergangene Ereignisse projiziert werden und man ist der Überzeugung, dass man sich in einer Situation vor 30 Jahren befindet. Man denkt, man müsse unbedingt zur Arbeit gehen, obwohl man schon seit Jahren in Rente ist, oder man will nach Hause zu der Mutter, die auf einen wartet, obwohl man selbst schon über 80 ist.

Man fühlt sich jung, belastbar und dynamisch. Doch häufig kommt es vor, dass sich die Personen überschätzen, sich in Gefahr begeben und sich verletzen. Verletzungen wie diese, die beim Stolpern zugefügt wurden, werden auf frühere Hobbys übertragen und so scheint eine wilde Motorradfahrt der eigentliche Grund dafür zu sein. Wenn man nun von seinem sozialen Umfeld auf die Realität hingewiesen wird, werden diese Ereignisse schnell wieder vergessen und man befindet sich wieder in seiner eigenen Welt. Logische Zusammenhänge können nicht mehr geknüpft werden. Wenn man sich an einem Löffel heißer Suppe die Zunge verbrennt, können keine Rückschlüsse mehr darauf erkannt werden, und die Betroffenen essen trotz großer Schmerzen weiter. Verwirrung ist ein täglicher Begleiter.

Gerade, wenn man im leichten oder mittleren Stadium noch einige klare Momente hat, stellt sich die Scham ein. Man kann selbst nicht begreifen, wie das alles mit einem passieren kann. Das bedrohte Selbstwertgefühl und Versagensängste machen einen wütend, man möchte die von anderen angesprochenen Defizite nicht wahrhaben. Angst spielt dabei eine große Rolle.

Man weiß nicht mehr, wohin mit sich. Wenn man nicht einmal seinen eigenen Sinnen vertrauen kann, wie soll man da noch anderen vertrauen. Doch auch, wenn man im späten Stadium das Verständnis für die Krankheit verloren hat, heißt das nicht, dass man abgestumpft ist. Berührungen oder bestimmte Töne können einen großen Schwall an Emotionen auslösen. Auf die Emotionen anderer kann sehr sensibel reagiert werden. Wenn jemand einem ungeduldig oder gereizt begegnet, wird man mit Scham und Ärger reagieren. Präsentiert sich der Gegenüber jedoch als freundlich und gelassen, kann das eine entspannte, offene und fröhliche Gefühlswelt veranlassen. Doch die Realität wird an diesem Punkt eine völlig andere sein.

Die sogenannte SUWADEM-Interviewstudie beschäftigt sich mit der subjektiven Wahrnehmung und Bewältigung der Demenz im Frühstadium. Um die komplexe Forschung der Demenz um die Perspektive der Erkrankten zu bereichern, soll die Studie die subjektive Wahrnehmung der Demenzpatienten, also die

Innenperspektive, darstellen. Die Datenerhebung erfolgt durch die Befragung von 25 Betroffenen und deren Angehörigen. Dabei werden vor allem die Selbstschutzmechanismen untersucht, die die Patienten nach einer Diagnose an den Tag legen.

Es fällt auf, dass die Patienten eine Defizitkonfrontation durch das soziale Umfeld oder durch einen Arzt als existenzielle Bedrohung für viele Lebensbereiche wahrnehmen, obwohl sie auch selbst bemerkt haben, dass sie in ihren Handlungen eingeschränkt sind. Eine Diagnose bestätigt meist die Befürchtungen und die Betroffenen reagieren darauf sehr unterschiedlich. Manche reagieren höchst emotional, wieder andere bleiben ruhig und leugnen Tatsachen, während wieder andere versuchen, sich selbst und anderen zu beweisen, dass die Diagnose falsch liegt. Jemand, dem gesagt wird, er könne bald nicht mehr Auto fahren, legt einen rasanten Fahrstil an den Tag, um das Gegenteil zu beweisen und die Autonomie zu bewahren, indem sich ein Bedürfnis nach positiver Selbstdarstellung bemerkbar macht. Die Aussicht auf einen Kontrollverlust verletzt den Stolz. Man möchte seinem Partner oder seinen Kindern nicht zur Last fallen. Viele Symptome werden als angebliche, normale Alterserscheinungen verbucht. Diese Verdrängung vermindert den Leidensdruck, da man sich nicht mit den Folgen der Krankheit auseinandersetzen kann. Doch nach und nach finden sich die meisten damit ab, dass diese Krankheit existiert, und sie erlauben eine Integration der Krankheit in ihr Alltagsleben und in das Selbstbild. Jedoch findet ein selektiver Wahrnehmungsprozess statt. Die Betroffenen nehmen nur noch Informationen und Berichte wahr, die eine Heilung oder eine Besserung versprechen. Andere werden dagegen verdrängt und abgetan. Dabei können dennoch immer wieder Momente auftreten, in denen der Kontrollverlust und die Einschränkungen resigniert zugegeben werden.

DAS SELBSTKONZEPT GERÄT INS WANKEN

Der Begriff Selbstkonzept beschreibt grob gesagt das Selbstbild. Wenn man etwas tiefer in die Materie eindringt, stellt sich das Selbstkonzept als selbstbezogenes Wissen heraus, was die persönliche Wertvorstellung, die Moral, die Gedanken- und Gefühlswelt, die kognitiven Fähigkeiten sowie die Emotionen eines Individuums mit einschließt. Aber auch die Persönlichkeitsentwicklung spielt eine große Rolle. Welche Erfahrungen haben den Charakter geformt? Wie trete ich im Beruf und in der Familie auf? Wie möchte ich von anderen gesehen werden? Von was lässt sich die Person beeinflussen und wie werden Entscheidungen getroffen? All diese Fragen stellt sich ein selbstreflektierter Mensch hin und wieder, damit Eigen- und Fremdwahrnehmung keine großen Differenzen aufweisen. Ein positives Selbstkonzept ist dann gegeben, wenn man Flexibilität, Anpassungsfähigkeit und Offenheit vereint und so dazu bereit ist, neue Erfahrungen zu sammeln, um das Selbstbild überarbeiten zu können. Wenn die eigene Selbstwahrnehmung mit den gemachten Erfahrungen und Reaktionen des sozialen Umfelds übereinstimmen, fühlt sich der Mensch ausgeglichen, selbstsicher, entspannt, zufrieden und glücklich. Ein negatives Selbstkonzept hingegen geht meistens mit einem geringen Selbstbewusstsein einher und Erfahrungen, die dieses Selbstbild infrage stellen, werden als Bedrohung wahrgenommen. So wird das Selbstkonzept verbissen verteidigt, der Mensch fühlt sich unsicher und gefährdet. Dabei werden Selbstschutzmechanismen wie Verleugnung oder Verzerrung der Tatsachen angewendet.

Gerade, weil die Diagnose Demenz ein großer Schicksalsschlag ist, der alle Lebensbereiche betrifft, gerät bei vielen Menschen das Selbstkonzept ins Wanken. Eigen- und Fremdwahrnehmung stimmen nicht mehr überein, was zu Verwirrung, Unverständnis und Angst, aber auch zu Wut führen kann. Zwar werden Einschränkungen hin und wieder bemerkt, doch sind diese Erkenntnisse spätestens am nächsten Tag wieder in Vergessenheit geraten oder sie werden verleugnet und verdrängt. Oftmals werden andere Menschen in ihrem Umfeld beschuldigt, damit sie sich nicht mit den eigenen Defiziten und damit mit der Gefährdung des Selbstkonzepts auseinandersetzen müssen. Diese Kompensationsstrategie funktioniert allerdings nur im frühen Stadium, denn wenn die Erkrankung weiter fortschreitet, wird es immer schwieriger, die auftauchenden Defizite vor sich selbst und auch vor anderen zu verbergen.

Doch auch, wenn eine Akzeptanz erfolgt, werden die kognitiven Störungen ab einem gewissen Punkt einfach nicht mehr wahrgenommen. Man fängt an, sich in seiner eigenen kleinen Realität zu bewegen, da es immer weniger klare Momente gibt. Die Betroffenen sind sich ihrer eigenen Verletzlichkeit nicht mehr bewusst, lehnen plötzlich eine Medikation ab und reagieren auf Warnungen mit Unverständnis und Aggressivität. Schließlich bemerken die Erkrankten, dass sie nach und nach die Kontrolle verlieren, vor allem das Erleben der eigenen Inkontinenz stellt für viele eine große Belastung dar. Sie müssen erkennen, dass sie selbst nicht mehr wissen, wer sie sind, auf der Suche nach innerer Ruhe, Sicherheit und Akzeptanz findet man nur innere Leere statt der ersehnten Geborgenheit.

Die Vergangenheit macht einen großen Teil des Selbstkonzeptes aus und wird in Form von autobiografischen Erinnerungen als Träger von

Informationen gespeichert. Diese Erinnerungen können als dynamische Vorgänge verstanden werden, die sehr wandelbar und flexibel sein können, aber schlussendlich den roten Faden, der sich durch das ganze Leben zieht, darstellt. Das Selbstkonzept wird ständig angeglichen und überarbeitet. Wenn aber nun mit der Zeit die eine oder andere Erinnerung in Vergessenheit gerät und man so keinen Zugriff mehr auf diese Kernerinnerung hat, verliert man einen Teil seines personalen Wissens und damit auch seiner biografischen Identität. Dieser Identitätsverlust hat ohne Frage einen großen Einfluss auf das bisherige Selbstkonzept, denn das durch das Selbstverständnis und die vergangenen Erinnerungen beeinflusste, zukünftige Handeln wird gestört.

Das bedeutet, dass die betroffene Person einen Persönlichkeitswandel durchlebt und dadurch Entscheidungen anders fällt, Prioritäten anders setzt, nach anderen Werten lebt, untypisch auf das Umfeld reagiert und ihr Leben nicht mehr auf die gleiche Art und Weise führt. Auch, wenn Angehörige Unterschiede zwischen dem alten „Ich“ und dem neuen Verhalten kommunizieren, ist es für die Betroffenen nicht nachvollziehbar, welches Handeln von ihnen erwartet wird. Die Erkrankten können nicht mehr zuordnen, was ihre Persönlichkeit ausmacht, da die Grundlage nach und nach verblasst. Der Demenzkranke verliert zunehmend die zentrale Fertigkeit, sich an seine Vergangenheit, an die damit verbundenen Erfahrungen und an das daraus gezogene Wissen zu erinnern. Das äußert sich durch Unberechenbarkeit und den zunehmenden Verlust des Selbstkonzeptes. Denn, um zu wissen, wer man ist, muss man erst erkennen, woher man kommt und wohin man will. Da eine sinnvolle Verknüpfung der vergangenen Erinnerungen nicht mehr möglich ist, da es viel zu viele Lücken und Verwechslungen gibt, geht die logische Kontinuität des Lebens verloren.

Zwar ist es in wenigen Momenten möglich, dass Demenzpatienten für eine gewisse Zeit auf verloren geglaubte Erinnerungen zurückgreifen können, allerdings ist das nur sehr selten der Fall und die klaren Momente tauchen irgendwann nicht mehr auf. Das verhindert den Fortbestand der eigenen Lebensgeschichte, da weder neue Erfahrungen gemacht werden noch die Basis besteht, der man diese Erinnerung hinzufügen könnte. Betroffene können keinen Stolz mehr für erbrachte Leistungen empfinden, weil ihnen jeglicher Bezug dazu fehlt. Es gibt allerdings das sogenannte Leibgedächtnis, welches motorische Abläufe mit Erinnerungen verknüpft. Ein solches automatisiertes, impliziertes Gedächtnis hat viel länger Bestand und eingefleischte motorische Abläufe oder wiederkehrende Handlungen können auch noch bei einem weiteren Voranschreiten der Demenz angewendet werden. Beispiele dafür sind kleinere, alltägliche

Haushaltsarbeiten wie Geschirr abtrocknen, den Tisch abwischen oder abwaschen. Dazu zählen vor allem aber auch die Emotionen, die zu einer bestimmten Musik oder einem Duft aufkeimen. Das Anstimmen eines Gebetes oder eines Volksliedes aus der Kindheit der Betroffenen hilft vielen, da es im mittleren bis späten Stadium viel einfacher ist, in der Vergangenheit zu leben.

Zu einer solchen Reaktion können auch noch Menschen im letzten Stadium in der Lage sein, da sie sich die Fähigkeiten der Emotionalität bis ans Lebensende bewahren. So geben Emotionen die einzige Klarheit zwischen den verwirrenden, unverständlichen Realitäten des sozialen Umfelds. Das Selbstkonzept beruht letztendlich einzig und allein auf Emotionen und dem motorischen Bewegungs- oder Leibesgedächtnis, da alle anderen Erinnerungen verblassen und schließlich auch verschwunden sind.

KENNEN WIR UNS? – UMGANG MIT BEKANNTEN UND FREUNDEN

Ein großes Problem, welches schon in der frühen Phase der Demenz auftritt, ist der Umgang mit sozialen Kontakten. Dieser wird im Verlauf einer Demenzerkrankung immer mehr erschwert. Gründe dafür sind zum einen die Erinnerungslücken, die nach und nach das vollständige Vergessen der Personen um einen herum mit einschließt, zum anderen die selbstständige Vermeidung von sozialen Kontakten aus einem Gefühl von Scham heraus. Auch bei einer leichten Demenz kann es vorkommen, dass man Menschen, mit denen man erst seit Kurzem befreundet ist, Arbeitskollegen oder flüchtige Bekannte nicht mehr wiedererkennt. Meist beginnt es damit, dass einem der Name seines Gegenübers partout nicht einfallen will, später erkennt man das Gesicht nicht mehr und irgendwann ist diese Person vollends aus dem Gedächtnis radiert. Vielen ist das peinlich – nicht nur die Tatsache, dass Bekannte plötzlich wie Fremde erscheinen, sondern das generelle Auftauchen von kognitiven Defiziten, die man sich nicht eingestehen will.

Meine Großmutter hat mir einmal erzählt, dass sie in jungen Jahren gerne unter Leuten war und sich viel mit ihnen unterhalten hat. Freunde hatten sie als sehr gesprächig in Erinnerung, doch mit der Zeit wollte sie sich nicht mehr mit anderen treffen. Zu dieser Zeit habe ich nicht recht begriffen, warum sich meine Oma so zurückgezogen hatte. Mir wurde erklärt, dass sie sich genierte, in einer solchen Verfassung vor Bekannte und Freunde zu treten. Einzig und allein zu der Familie pflegte sie noch Kontakt. Auch mir öffnete sie sich erst später, weshalb ich einige ihrer Beweggründe erst im Nachhinein begreifen konnte. Sie war schon immer ein wenig schusselig gewesen, doch irgendwann würfelte sie Termine durcheinander, obwohl sie eigentlich eine sehr gewissenhafte und zuverlässige Frau gewesen war.

Besonders pikant wird die Situation, wenn ein Demenzkranker, der sich bereits im mittleren Stadium befindet, die Pflegekraft nicht mehr erkennt, die beispielsweise beim Umziehen hilft oder als Haushaltshilfe fungiert. Es kann passieren, dass man eine völlig fremde Person in seinem Haus vorfindet, die zum Teil massiv in die eigene Privatsphäre dringt. Auch, wenn eine plötzliche ablehnende Haltung von den Außenstehenden als übertrieben und unbegründet angesehen wird, sollte man sich ehrlich fragen, wer im Angesicht einer fremden Person, die in die Intimsphäre eindringen will, ruhig und gelassen reagiert. Also ich persönlich würde dieses Verhalten als eine angemessene, verständliche Reaktion interpretieren.

Der soziale Kontakt gestaltet sich generell anstrengend, da es doch schwierig ist, sich jeden Tag erneut mit Menschen zu sozialisieren, von denen man meint, sie noch nie zuvor gesehen zu haben. Lediglich die Aussage dieser Personen, dass man sich schon seit vielen Jahren kenne, muss als Vertrauensbasis reichen. Dabei kann es manchmal auch zu Anfeindungen kommen, da sich die Angehörigen, die als solche verkannt werden, verletzt fühlen und fehlende Erinnerungen persönlich nehmen. Das führt dann wieder zu Spannungen, die der Betroffene dann wahrnimmt. Sich des Grundes nicht bewusst, werden die negativen Reaktionen des Umfeldes als Bestätigung für einen Angriff Fremder gewertet. Außerdem wird man als Demenzpatient am laufenden Band korrigiert und auf Fehler hingewiesen. Das kann auf Dauer sehr zermürbend und beschämend sein. Oftmals kommt es vor, dass Unstimmigkeiten ausdiskutiert werden, was jedoch in den seltensten Fällen zum Ziel führt. Auch ein aufgezwungener

Perspektivenwechsel ist in den meisten Fällen nicht von Erfolg gekrönt. Logische Argumentationen funktionieren nicht mehr, da die Betroffenen die Gründe ihres Handelns und des Verhaltens anderer nicht nachvollziehen können. Streitereien führen nur noch zu mehr Leid und können die Situation nicht deeskalieren und aufklären. Manchmal kommen Angehörige auf die glorreiche Idee, den Demenzkranken zu prüfen und ein unprofessionelles Gedächtnistraining zu entwickeln.

Allerdings bewirken diese Tests nur wenig, da man sich als Betroffener ja nicht absichtlich nicht mehr erinnern will, sondern es irgendwann schlicht und einfach ein Ding der Unmöglichkeit ist.

Das Fortschreiten einer Demenz lässt sich nur schwerlich aufhalten, aber rückgängig können verlorene, kognitive Fähigkeiten schon gar nicht mehr gemacht werden. Das Einzige, was damit erreicht wird, ist, dass sich die Betroffenen quälen, sich ständig mit ihren Defiziten konfrontiert sehen, keine merklichen Erfolge erzielen können und sich daraufhin zurückziehen.

Doch trotz aller Widrigkeiten und des Verlusts der kognitiven Fähigkeiten bleibt ein Band zu den Freunden, Bekannten und vor allem zu Familienangehörigen bestehen. Häufig lässt sich diese emotionale Verbundenheit nicht erklären, doch das Gefühlsleben bleibt den Betroffenen bis zum Tode erhalten. Gesichter können rational nicht zugeordnet werden, aber der Anblick löst eine ungeahnte Welle von Emotionen aus. Das führt dazu, dass sich die Demenzkranken in der Gegenwart von Angehörigen sicher und geborgen fühlen, obwohl sie sich nicht mehr daran erinnern können, warum dem so ist. Generell steigt die Emotionalität mit zunehmendem Voranschreiten der Demenz, denn den Erkrankten geht nach und nach die Fähigkeit verloren, Gefühle zu drosseln und in einem angemessenen Maße zu zeigen.

Die Betroffenen verspüren eine unbändige Angst und Trauer aufgrund der verlorenen Unabhängigkeit, da die rationale, objektive Komponente fehlt. Wenn man sich früher in Krisensituationen befunden hatte, konnte man sich auf Erfolge und Strategien rückbesinnen, die Hoffnung aufkeimen ließen. Doch da dieses Wissen abhandengekommen ist, bleibt letztendlich nur noch Hilflosigkeit übrig. Man ist in der Situation gefangen und kann sich nicht selbstständig aus dem Emotionschaos befreien. Nach und nach stellen sich Verlustängste ein. Menschen, die sich um den Demenzkranken kümmern, fungieren als Leitfaden, der Sicherheit gewährleistet. Vor allem mit weiterem Voranschreiten der Krankheit ist das Leben beinahe ausschließlich von Misserfolgen geprägt, die es zu kompensieren gilt.

Daher ist eine Bezugsperson, die emotionale Stabilität gewährleistet, sehr wichtig. Meist klammern sich die Demenzpatienten an eine Person, aus der Angst heraus, auch diese zu verlieren. Aufgrund der erhöhten emotionalen Sensibilität kann eine omnipräsente, negative Stimmung sehr belastend sein. Vor allem, wenn übermäßig Kritik geäußert wird, Genervtheit zum Ausdruck gebracht wird oder der Gegenüber frustriert ist, fühlen sich Demenzpatienten sehr überfordert und ungeliebt, was einen großen Schwall an negativen Emotionen auslösen kann. Auf der anderen Seite wirken Lob, Ermutigungen, Körperkontakt und Akzeptanz entspannend auf die Betroffenen. Sie können sich viel besser lösen, wenn die Bezugsperson ihnen versichert, dass alles gut werden und dass sie auf jeden Fall wiederkommen wird.

Außerdem ist es beruhigend, wenn sich die meiste Zeit eine vertrauenswürdige Person mit dem Erkrankten befasst, denn so können negative Gefühle auf ein Minimum reguliert werden.

DAS SOZIALLEBEN VON DEMENZKRANKEN – BEZIEHUNGEN UND FREUNDSCHAFTEN

Für einen Demenzpatienten gestaltet sich der Erhalt von sozialen Kontakten als eher schwierig. Nichtsdestotrotz haben soziale Kontakte eine hohe Priorität. Der Mensch ist ein soziales Wesen und fühlt sich in der Nähe von anderen Personen wohl. Also ist es nicht weiter verwunderlich, dass menschlicher Kontakt und zwischenmenschliche Kommunikation Grundbedürfnisse sind.

Der Aufbau von Beziehungen und Freundschaften ermöglicht Anteilnahme, Austausch, ein Gemeinschaftsgefühl und soziale Beteiligung. Sich mitzuteilen sowie über Erinnerungen, Träume, Gefühle, Zweifel, Gedanken oder Erfahrungen zu reden, ist auch im Alter wichtig. Nicht nur, dass soziale Aktivitäten nachweislich dazu beitragen, das Risiko an Demenz zu erkranken, zu senken – auch, wer bereits davon betroffen ist, kann von einer regen sozialen Betätigung profitieren. Obwohl sich die Wahrnehmung sowie das Sprachverständnis ändern, ist das soziale Leben noch immer von Bedeutung, denn schließlich ist auch die nonverbale Kommunikation wichtig. Man braucht einfach ein wenig mehr Zeit und Verständnis, um sein Gegenüber zu verstehen und sich selbst mitzuteilen. Doch trotzdem ist ein Austausch von großer Wichtigkeit. Das liegt vor allem daran, dass ein regelmäßiger Austausch das Gehirn auf Trab hält, da mehrere Areale gefordert werden. Denn die zwischenmenschliche Kommunikation ist nicht nur auf den Inhalt beschränkt, sondern bindet auch die Interpretation von Mimik, Gestik, Körpersprache und Tonfall mit ein. Feine Nuancen lassen auf die emotionale Verfassung des Gegenübers schließen.

Außerdem werden Fähigkeiten wie das Sprachvermögen und das Kurzzeitgedächtnis trainiert. Wenn das Gehirn täglich gefordert wird, werden vermehrt Botenstoffe von den Nervenzellen ausgeschüttet, da diese Informationen von Neuron zu Neuron weitergeben. Wenn also diese Stoffe in großer Menge produziert werden, beugt das einer Demenzerkrankung vor. Doch soziale Kontakte wollen gepflegt werden. In jüngeren Jahren gestaltet sich dies weniger schwierig als mit zunehmendem Alter. Früher hat man noch mit der Familie beim Abendessen zusammengesessen und sich ausgetauscht. Heute sind die Kinder schon längst ausgezogen und man lebt nur noch mit dem Ehepartner zusammen oder gar allein. Während man noch vor 30 Jahren mit den Kollegen über spezifische, fachliche Themen diskutieren konnte, ist man nun mit 70 in Rente und so fällt dieser Austausch komplett weg. Man läuft Gefahr, Familienmitglieder, Bekannte, Freunde und ehemalige Kollegen aus den Augen zu verlieren, da es viel einfacher ist, sich zurückzuziehen und sich somit in Isolation zu begeben. Doch auch der Freundes- und Bekanntenkreis altert und es kann passieren, dass uns einige Personen genommen werden. Jedoch sollte auch das nicht davon abhalten, neue Kontakte zu knüpfen und sozial aktiv zu bleiben. Man sollte nichts unversucht lassen, um mit alten Freunden in Kontakt zu bleiben. Auch, wenn man keine großen Ausflüge mehr miteinander machen kann, reicht es vielleicht einfach, sich einmal einen Nachmittag Zeit zu nehmen, über alte Zeiten zu reden und Fotoalben anzugucken. Sollte eine Resozialisierung mit alten Bekannten nicht funktionieren, kann man sich im Internet oder in Zeitschriften und Zeitungen über das lokale kulturelle Angebot informieren.

Man kann sich mit Freunden zu einem kulturellen Abend verabreden, der beispielsweise in einer

Konzerthalle, im Museum oder im Theater stattfindet. Wichtig ist nur, dass man wieder unter Leute kommt und nicht vereinsamt. Dabei gibt es noch viele weitere Möglichkeiten. Man könnte zum Beispiel einen Kurs belegen, eine neue Sprache erlernen, Zeichnen, Malen, Töpfern, Nähen oder Handwerkeln lernen. Eine solche Aktivität kann nicht nur Rentner Glück und Erfüllung bescheren, sondern jedem Menschen, der gerade nicht weiß, wohin mit sich. Denn so lernt man Selbstwirksamkeit. Man erkennt, dass man selbst einen Unterschied machen kann. Man hat immer wieder kleine Erfolge, die einen dazu bringen, weiter zu machen. Außerdem bieten mittlerweile viele Reisebüros Pauschalreisen an, die auch für Rentner geeignet sind. So kann man sich in einer Gruppe mit Gleichgesinnten zusammentun und so neue Länder, Kulturen und Sehenswürdigkeiten entdecken. Ein weiteres Angebot, das viele Demenzerkrankte anspricht, ist, sich einer Seniorengruppe anzuschließen oder Nachbarschaftstreffen beizuwohnen.

Vor allem die Kirche bietet in ihren Gemeindezentren Bibelzirkel, Gesprächsrunden, aber auch Kochkurse an. Ein Vorteil dabei ist, dass man so in der eigenen Kommune weitere Kontakte knüpfen kann. Eine andere Möglichkeit, sozial aktiv zu werden, ist das Bekleiden eines Ehrenamtes. Vor allem ältere Personen können ihre Erfahrungen nutzen, um anderen, sozial bedürftigen

Menschen zu helfen. Dabei eröffnen sich unterschiedliche Tätigkeitsgebiete, wie z. B. das Austeilen von Essen, das Herumführen von Touristen oder Krankenbesuche. Es gibt aber auch Bereiche, in denen man als Lesepate oder als Leihgroßeltern mit Kindern und Jugendlichen arbeiten kann. Es gibt ebenfalls ein Programm, bei dem Demenzpatienten auf Flüchtlinge treffen. Diese bringen dann den Migranten die deutsche Sprache bei und bleiben somit in der Übung. Wer sich für ein solches Ehrenamt interessiert, kann sich über verschiedenste Wohlfahrtsverbände, Freiwilligenzentren, Ehrenamtsbörsen, Freiwilligenagenturen oder Ehrenamtsbüros informieren. Diese Institutionen sind beinahe in jeder größeren Stadt vertreten.

Doch der Aufbau und der Erhalt von sozialen Kontakten sind leichter gesagt als getan. Gerade, wenn die Demenz weiter fortgeschritten ist, wird es immer schwieriger, den Zugang aufrecht zu erhalten. Auch, wenn die verbale Kommunikation zunehmend durch Sprachstörungen behindert wird, können klare Formulierungen, häufige Wiederholungen und einfache Satzstrukturen bei der Interaktion helfen. So kann sich der Erkrankte besser orientieren und den Zusammenhang verstehen. Verwirrende Sätze können dazu führen, dass sich der Betroffene sich nicht gewürdigt fühlt, sich zurückzieht und sich verschließt. In dem späten Stadium können die Demenzpatienten soziale Kontakte nicht mehr von selbst pflegen, deshalb kommt es darauf an, wie die Personen auf den Betroffenen reagieren.

In dieser Phase der Demenz kommt es auf die Pflegenden an, die die Defizite ergänzen und so das Gefühl der Gleichberechtigung aufrechterhalten. Doch eine Stigmatisierung sollte unbedingt vermieden werden, da sich die Erkrankten wertgeschätzt, respektiert, verstanden, angenommen und gehört fühlen sollen. Dabei erleichtern Formulierungen, in denen man das Aktiv statt des Passivs verwendet, in denen man deutlich betont und Pausen einbaut, die Kommunikation. Die Verwendung von einfachen Worten, die viele schon im Kleinkindalter gelernt haben, sorgt dafür, dass der Betroffene diese besser verstehen kann. Eine weitere Erleichterung kann das Verwenden von visualisierter Sprache sein.

Wenn durch Sprache ein Bild erzeugt werden kann, ist dieses viel wirksamer und dringt weiter vor. Durch eine geschickte Wortwahl werden die Sinne stimuliert, Emotionen angeregt und Erinnerungen geweckt.

ICH ERKENNE MEINE KRANKHEIT AN

Einer der wichtigsten Schritte nach der Diagnose Demenz ist die Akzeptanz. Denn nur, wer seine Erkrankung akzeptieren kann, ist in der Lage, Vorkehrungen zu treffen, um angemessen damit umgehen zu können. Doch die meisten Demenzpatienten wenden Bewältigungs- und Kompensationsstrategien an, um sich nicht mit dem zermürbenden Thema befassen zu müssen.

Häufig wird versucht, den Selbstwert in Verbindung mit der Autonomie zu schützen. Ein großes Problem ist die öffentliche Stigmatisierung, die dazu führt, dass sich Betroffene vehement wehren, die Krankheit anzuerkennen. Aufgrund dessen wird von vielen Seiten bessere Öffentlichkeitsarbeit und Aufklärung gefordert. Ein typischer Umgang mit Demenz, ohne die Krankheit zu akzeptieren, läuft folgendermaßen ab:

1. **Die Entdeckung der ersten Symptome:** Die ersten Symptome bewirken Angst und Unsicherheit, da diese Anzeichen noch nicht richtig eingeordnet werden können. Weil sich diese Defizite nach und nach im alltäglichen Leben bemerkbar machen, werden diese verdrängt, Vermeidungsstrategien werden eingesetzt

und es wird krampfhaft versucht, die Fassade aufrecht zu erhalten.

2. **Nach der Diagnose:** Auch wenn eine Form der Demenz einwandfrei diagnostiziert werden konnte, werden kognitive Störungen geleugnet, bagatellisiert oder verdrängt. Langsam stellt sich das Gefühl des Kontrollverlustes ein, das jedoch durch Wut kompensiert wird. Oftmals projizieren die Betroffenen ihre Defizite auf ihre Umwelt und geben den Menschen in ihrem Umfeld die Schuld an ihren Fehlern. Die gewohnte Umgebung sowie Angehörige werden verkannt und das Selbstbild verändert sich drastisch. Die Folgen sind Panikzustände, Persönlichkeitsveränderungen, Depressionen und Unruhe.

3. **Im späten Stadium:** Fast alle kognitiven Fähigkeiten, wie beispielsweise der Orientierungssinn oder der Sprachgebrauch, sind verloren gegangen. Außerdem setzt der körperliche Verfall in Form von beispielsweise Inkontinenz ein. Die Erkrankten reagieren sehr emotional und entwickeln zum Beispiel störende, unangemessene Verhaltensweisen. Diese gelten als Kompensationsstrategien und können Depression, Apathie oder Wutausbrüche bedeuten.

Doch warum fällt es vielen so schwer, die Krankheit zu akzeptieren? Die Antwort darauf liegt quasi auf der Hand: Niemand arrangiert sich gerne mit einer unheilbaren Erkrankung, die nicht nur den Tod, sondern auch den Verlust der Selbstbestimmtheit bedeutet. Aber auch die Akzeptanz der Diagnose Demenz geht nicht immer auch mit der Akzeptanz der Symptome oder der Defizite einher. Dennoch ist es wichtig, seinen gegenwärtigen Zustand zu akzeptieren, um handlungsfähig zu werden. Denn wer sich nicht den Gefahren und den Chancen bewusst ist, der wird letztendlich im Nachteil sein.

Um zur Akzeptanz zu gelangen, durchleben die meisten Betroffenen fünf Phasen, um mit der Diagnose einer unheilbaren, zum Tode führenden Krankheit abschließen zu können. Dieses Modell ist an den fünf Phasen zur Bewältigung von Trauer angelehnt.

Erste Phase: Das Nicht-Wahrhaben-Wollen der Demenzerkrankung

Existentielle Ängste stellen sich ein, aber wenn man sich die Diagnose nicht eingesteht, bleibt die Hoffnung auf Autonomie bestehen. Wenn ein Demenzpatient das Gefühl hat, nicht mehr gleichwertig wahrgenommen zu werden, wird er krampfhaft versuchen, sich zu beweisen und zu verteidigen. Dies lässt sich auch als positive Bewältigungsstrategie werten, da so die Psyche weniger Schaden nimmt. Es werden Schuldzuweisungen an andere Personen verteilt und die Behauptung, der zuständige Arzt hätte sich geirrt, wird aufgestellt. Oder die Betroffenen schwören auf Hausmittelchen, die sie angeblich vor einer Demenz schützen können. Auf den ersten Schock ist eine solche Verhaltensweise wichtig, damit sich keine allzu große Überforderung einstellt.

Zweite Phase: Das Zeigen von Wut

Langsam muss der Erkrankte erkennen, dass er erkrankt ist. Dadurch stellt sich Ärger ein. Die Betroffenen können nicht verstehen, warum es ausgerechnet sie erwischt hat. Sie fühlen sich vom Leben betrogen, von Gott verlassen und von den Angehörigen ungeliebt. Die Demenzpatienten sind verärgert, weil niemand sie so richtig verstehen will. Wutausbrüche sind an der Tagesordnung und werden am sozialen Umfeld sowie an sich selbst ausgelassen. Doch unter dieser aggressiven Fassade schlummern tiefe Verzweiflung, Überforderung und blanke Hilflosigkeit.

Dritte Phase: Die Verhandlungen mit der Krankheit und dem Tod

Die Existenz der Krankheit wird weder geleugnet noch verdrängt. Auch Schuldzuweisungen und Ärger klingen langsam ab. Die zum Tode führende Krankheit wird zwar akzeptiert, allerdings wird für diesen hohen Preis, den sie wohl oder übel zahlen müssen, noch eine Gegenleistung gefordert. Der Betroffene möchte beispielsweise noch die Hochzeit der Enkelin oder die

Geburt eines Kindes miterleben, erst dann wäre es in Ordnung, alles zu vergessen und schließlich sterben zu müssen. Doch wenn diese Ereignisse vorübergegangen sind, wird erneut verhandelt und es werden neue Ausflüchte gefunden, warum man jetzt noch nicht sterben kann.

Vierte Phase: Die Resignation und Depression

Wenn der Erkrankte zu der Erkenntnis gelangt ist, dass der Tod nicht wartet und dass sich der Zustand immer weiter verschlechtert, setzt die Depression ein. Die Betroffenen können sich nicht mehr freuen und haben stets nur noch ihr Ende vor den Augen, da ihnen immer mehr bewusst wird, wie wenig Zeit ihnen noch bleibt. Sie müssen erkennen, dass sie immer mehr auf fremde Hilfe angewiesen sind und dass eine Besserung nicht in Aussicht steht. Ausflüchte und Kampfeswillen sind vergeblich, was bleibt, ist die Resignation.

Fünfte Phase: Die Akzeptanz des gegenwärtigen Zustandes

Der Demenzpatient hat die Krankheit und alles, was dazu gehört, akzeptiert. Er kann damit abschließen und sich gegebenenfalls von den Angehörigen verabschieden. Jedoch kann es vorkommen, dass im weiteren Verlauf der Demenz dieser Schritt und die Tatsache, dass die Krankheit überhaupt existiert, in Vergessenheit gerät.

Aufgrund dessen kann es passieren, dass viele Demenzkranke ihre Erkrankung gar nicht akzeptieren können, da sie zuvor von ihr eingeholt werden.

Diese fünf Phasen laufen so oder so ähnlich bei jeder Person ab, die eine zum Tode führende Krankheit diagnostiziert bekommen hat. Allerdings kann sich die Reihenfolge geringfügig ändern oder die Phasen kommen mehr als einmal im Verlauf der Bewältigung vor. Das kann der Fall sein, wenn der Betroffene von einer neuartigen Behandlung seiner Krankheit gehört hat, die wieder neue Hoffnung aufkeimen lässt. Dann schlägt die Therapie nicht so gut an, wie erhofft, und der Erkrankte steht wieder ganz am Anfang und muss diesen erneuten Rückschlag verkraften. Manchmal sind es auch die Angehörigen, die den Erkrankten dazu bringen, neue Medikamente auszuprobieren. Doch in den meisten Fällen geht dadurch die emotionale Tortur von vorne los. Dass das soziale Umfeld manchmal diese Verhaltensweisen an den Tag legt, liegt daran, dass trauernde Angehörige einen ähnlichen Bewältigungsprozess durchleben wie der Betroffene. Manche Stadien werden sehr intensiv wahrgenommen, während andere eher oberflächlich erlebt werden. Das kann von Individuum zu Individuum unterschiedlich sein und man sollte diesen persönlichen Verlauf nicht verallgemeinern.

Betroffene: Was kommt auf Sie zu?

In diesem Kapitel möchte ich genauer auf die alltäglichen Herausforderungen eingehen, die mit der Demenz einhergehen. Dabei möchte ich mich vor allem mit dem Zusammenspiel zwischen dem Demenzkranken und den Angehörigen beschäftigen, Ihnen Tipps und Ratschläge mit auf den Weg geben und auf die Folgen für das pflegende soziale Umfeld eingehen. Sie werden erfahren, was es mit dem Begriff Co-Abhängigkeit auf sich hat und wie wichtig die Selbstfürsorge für Angehörige sein kann, die einen Spagat zwischen Familienmitglied und Pfleger machen müssen.

Doch zunächst würde ich Ihnen gern meine persönliche Situation schildern und von meinen Erfahrungen berichten.

FALLBEISPIEL

Innerhalb dieses Kapitels möchte ich Ihnen meine Perspektive als Angehöriger erläutern. Im Verlauf des Ratgebers habe ich Ihnen schon das eine oder andere über meine persönlichen Erlebnisse mit Alzheimer berichtet. Diese Erlebnisse beziehen sich fast ausschließlich auf meine Großmutter, jedoch habe ich auch im Zusammenhang mit ihr einige andere Betroffene und Angehörige kennengelernt.

Eine Warnung vorweg: Ich werde hier vorwiegend auf meine eigene Sichtweise eingehen und hauptsächlich schildern, wie ich diese Situation erlebt habe. Dies war an vielen Stellen mit Freude, aber ebenso mit Leid verbunden, welches ich auch in dieser Erzählung nicht aussparen möchte. Ich will nichts schön reden, aber auch die Tatsachen nicht schlimmer hinstellen, als sie waren. Bedenken Sie, dass jedes Individuum die Umstände anders wahrnimmt und dass sich der Verlauf von Demenz bei jeder Person unterschiedlich entwickelt. Doch nun möchte ich zu dem Fall meiner Großmutter kommen.

In meiner Kindheit habe ich meine Großeltern oft besucht und die Ferien bei ihnen auf dem Land verbracht. Leider wurde mein Opa sehr krank und meine Oma pflegte ihn über einen Zeitraum von knapp sieben Jahren. Im Mai 2003 verstarb mein Großvater. Ab diesem Tag wurde alles anders, denn wir erfuhren erst viel später von den dementiven Symptomen meiner Oma. Mein Onkel sagte später oft, dass sie diese aus Liebe zu ihrem Mann verdrängt und kompensiert hat.

Sie wollte ihn nicht in ein Heim geben und hielt die Fassade der starken, unabhängigen Frau aufrecht, die sie einst gewesen war. Nach dem Tod meines Opas fiel die Maske und wir mussten erkennen, dass sie wohl schon Jahre allein mit der Demenz kämpfte. Natürlich ist mir aufgefallen, dass sie hier und da einige Termine vertauschte, vergaß oder nicht pünktlich erschien, aber sie war nicht um eine logische Antwort verlegen, wenn man sie darauf ansprach. Wahrscheinlich haben wir einfach alle nur die Last gesehen, die sie durch ihre aufopferungsvolle Pflege trug, sodass man die kleinen Anzeichen einer Demenz schnell darauf schob. Um ehrlich zu sein, war auch der Rest der Familie in Sorge um meinen Großvater, sodass sein Schicksal ihres überschattete.

Doch so mussten wir erfahren, dass meine Oma das frühe Stadium schon fast bis zur Gänze durchlaufen hatte. Der Arzt erklärte, dass es wichtig gewesen wäre, direkt am Anfang zu intervenieren, da die Zeit kostbar sei. Diese Erkenntnis traf mich sehr tief. Im Nachhinein mache ich mir Vorwürfe, die ersten Anzeichen nicht wahrgenommen zu haben, denn wenn man die Erkrankung früher diagnostiziert hätte, wäre die Krankheit vielleicht anders verlaufen. Ich war doch häufig bei ihr gewesen, wie habe ich das nicht erkennen können?

Meine Mutter und ihr Bruder redeten viel über die momentane Situation meiner Großmutter und mögliche Zukunftsgestaltungen. Schließlich kamen Sie zu dem Entschluss, meine Oma nicht in ein Pflegeheim zu bringen, sondern sie in unserer Familie einzuquartieren. Mein Onkel erklärte sich zwischenzeitlich bereit, jeden Monat einen gewissen Betrag zur Verfügung zu stellen, um uns zu unterstützen. Obwohl er gut 400 Kilometer von uns entfernt wohnt, kam er uns und seine Mutter fast einmal in jedem Monat besuchen. Ich selbst war sehr begeistert von der Idee, meine Großmutter nun täglich um mich haben zu können. Einzig und allein mein Vater war nicht sehr begeistert von der Tatsache, seine Schwiegermutter bei sich wohnen zu lassen.

Er hatte schon immer ein schwieriges Verhältnis zu ihr, ließ sich aber in Anbetracht der Umstände und aus Liebe zu seiner Frau umstimmen. Er erkannte, dass es meiner Mutter sehr wichtig war, sie zu unterstützen. Als Einzelkind hatte ich schon immer eine sehr besondere

Beziehung zu meiner Oma und so half ich auch mit Freude dabei, ein Zimmer für sie herzurichten. Als es nur noch ein paar Wochen bis zum Einzug meiner Großmutter waren, war mir plötzlich sehr mulmig zumute. Ich verbrachte meine Nächte damit, im Internet zu surfen, um mehr über Demenz herauszufinden. Von meinem jetzigen Standpunkt kann ich sagen, dass ich mich zu der Zeit wahrscheinlich zu sehr verrückt gemacht habe. Ich begann, nur noch die Krankheit und nicht die Person dahinter zu sehen, die ich doch so sehr liebte.

Als sie dann schließlich im Herbst 2003 einzog, näherte ich mich ihr nur vorsichtig. Ich hatte das Gefühl, einer Fremden gegenüber zu treten. Natürlich bemerkte meine Oma mein sonderbares Verhalten und sprach mich darauf an. Wir redeten sehr lange und ich erkannte, dass es ein Fehler war, sie so zu behandeln, weil ich sie damit traurig machte. Sie hatte ohnehin eine schwere Zeit und Probleme, ihre Diagnose zu akzeptieren. In den nächsten Monaten verdrängte ich ihre Erkrankung regelrecht, was zur Folge hatte, dass mich der Schlag traf, als sie mich eines Morgens entgeistert anblickte und meine Mutter fragte, wer ich denn sei. Ich erklärte ihr, wer ich war, doch sie verstand mich einfach nicht.

Sie begegnete mir mit Ablehnung, was mich sehr verletzte. Meine Mutter tröstete mich und legte mir nahe, dieses Verhalten nicht persönlich zu nehmen. Mit der

Zeit erkannte ich, dass sie sich nur manchmal nicht mehr an mich erinnern konnte. Doch irgendwann kam der Tag, an dem sie mich gar nicht mehr zu kennen schien. Daraufhin schauten wir uns Fotoalben an mit Bildern von mir, als ich noch jünger war.

Zunächst begann sie, zu begreifen, doch dann setzte sich bei ihr die Überzeugung fest, ich sei ihre längst verstorbene Schwester, zu der sie ein besonders enges Band pflegte. Sie hielt daran bis zu ihrem Tod fest. Obwohl diese Schwester schon vor meiner Geburt verstorben war, kam ich nicht umhin, zuzugeben, dass ich eine verblüffende Ähnlichkeit mit ihrer Schwester hatte, als diese in meinem Alter war. Zu Beginn versuchten wir, meine Oma von diesem Gedanken abzubringen, doch als sie immer wieder nach ihrem Mann, ihrer Mutter oder nach alten Freunden fragte und wir ihr erklären mussten, dass alle diese Personen bereits verstorben waren, konnte ich es nicht mehr übers Herz bringen, ihr diesen Anker auch noch wegzunehmen.

Dadurch wurde ich zu einer wichtigen Bezugsperson in ihrem Leben. Am Anfang war ich froh, dass ich auf diese Weise wieder ein Teil in ihrem Leben sein durfte, allerdings wurde ich immer mehr von Schuldgefühlen geplagt. Doch auch der zuständige Arzt hielt es für keine gute Idee, dieses Thema immer und immer wieder auszudiskutieren. Es wäre besser für sie, sie in dem Glauben zu lassen. Ständig wollte sie ihrer alten Arbeit nachgehen und nur mit Mühe und Not konnte ich sie davon abbringen. Sie stritt sich immer mehr mit meiner Mutter, aber auch die Lage mit meinem Vater spitzte sich immer weiter zu. Aus der besonnenen, überlegten Frau wurde eine impulsive, streitlustige Person. Doch immer wieder saß sie einfach stumm vor dem Fenster und sprach den ganzen Tag kein einziges Wort. Meine Mutter hatte beschlossen, ihren Job aufzugeben, um sich intensiver um meine Oma kümmern zu können und um aufpassen zu können, dass sie sich nicht wieder unabsichtlich am Bügeleisen verbrennt oder sich verläuft. Diese Zeit muss für sie sehr belastend gewesen sein, da meine Großmutter nun auch vergaß, dass sie ihre Tochter ist. Dafür klammerte sie sich immer mehr an mich. Es war schon eine kleine Katastrophe, wenn ich nur aus dem Raum ging, ganz zu schweigen, wenn ich in die Schule und später in die Uni gehen musste. Meine Großmutter wurde sehr ausfallend und beleidigend zu meiner Mutter, da diese sie nun in Vollzeit pflegte und dadurch auch in die Privatsphäre meiner Großmutter eindrang. Doch meine Mutter entschied, meinem Vater und mir nichts davon zu erzählen. Als meine Mutter erschöpft auf dem Sofa einschlief, verschwand meine Großmutter urplötzlich. Wir suchten sie gemeinsam.

Meine Mutter war aufgelöst und malte sich schon die schlimmsten Horrorszenarien aus. Nach Stunden intensiver Suche fanden wir sie, ziellos auf der

Hauptstraße herumirrend. Dieses Erlebnis hatte zur Folge, dass mein Vater meiner Mutter klarmachte, dass es nicht so weiter gehen könne. Nach einem großen Hin und Her sah sie schließlich ein, dass sie weder sich noch ihrer Mutter eine große Hilfe sein könne, wenn sie selbst nur überfordert ist. Wir entschieden uns, Hilfe von außen anzunehmen. So kam jeden Tag eine Pflegerin zu uns, die sich um meine Großmutter kümmerte.

Das bedeutete eine große Entlastung und meine Mutter konnte sich wieder etwas erholen. Mit meiner Oma ging es jedoch immer weiter bergab. Sie konnte kaum noch reden und wurde bettlägerig. Sie schien in ihrer eigenen Welt zu leben und nahm kaum noch etwas von der Umwelt wahr. Trotzdem kam ich jeden Tag zu ihr, hielt ihre Hand und erzählte ihr von meinem Tag. Zwar konnte sie mir nicht antworten, aber trotz dessen fühlte ich mich von ihr verstanden, denn sie schien meine Berührung zu mögen und manchmal bildete ich mir ein, dass sie mich erkannte, da sie mich immer anlächelte, wenn ich vorbeikam. Manchmal sang ich ihr das Lied vor, das sie mir beigebracht hatte, als ich noch jung war.

Sie schien es wiederzuerkennen, denn sie lächelte und summte mit. Das waren sehr schöne und wertvolle Momente für mich. Dennoch musste ich erkennen, dass es nicht mehr lange dauern würde, bis sie stirbt. Auf den Rat des Arztes, der uns über die ganzen Jahre betreut hatte, übergaben wir sie schweren Herzens doch einem Pflegeheim. Glücklicherweise befand sich dieses in der Nähe meiner Uni, sodass ich sie immer noch jeden Tag besuchen konnte. Doch schließlich verstarb sie dort dann auch einige Monate später. Obwohl das Ganze schon ein paar Jahre her ist, vermisse ich sie, denn sie war bis zum Schluss für mich da gewesen, so wie ich auch für sie da gewesen war. Ich hatte es zwar nie für möglich gehalten, dass ich mich meiner Oma durch die Krankheit noch mehr annähern könnte, doch gerade die letzten Monate waren sehr intensiv.

Ich hoffe, ich konnte Ihnen mit meiner Geschichte ein wenig Hoffnung geben, und vielleicht finden Sie sich auch in dieser Geschichte wieder. Ich habe jedenfalls gelernt, dass die Zeit mit meiner Oma sehr wertvoll gewesen ist und dass ich viel daraus gelernt habe.

WIE SICH DER ALLTAG MIT DEN ANGEHÖRIGEN ÄNDERT

Wie ich bereits in dem Fallbeispiel erläutert habe, verändert sich mit der Diagnose Demenz nicht nur die Alltagsstruktur der Betroffenen, sondern vor allem auch das alltägliche Leben der pflegenden Angehörigen. Häufig durchleben die Familienmitglieder den Wandel aus nächster Nähe wie eine wahre Achterbahn der Gefühle und sind hin und her gerissen zwischen Mitleid, Trauer, Hilflosigkeit, Verzweiflung, Schmerz und Ärger. Dazu kommen täglich größere psychische sowie physische Herausforderungen auf die Familie zu. Das kostet viel Kraft und kann auf Dauer sehr zermürbend sein, wenn man nur noch aneinander vorbeiredet. Viele Angehörige entwickeln mit der Zeit ein Gespür für die Wünsche und Bedürfnisse des Demenzkranken. Dann können sich auch schöne Momente entwickeln. Wer sich jedoch von dieser Aufgabe überfordert fühlt, sollte überlegen, Hilfe von außen anzunehmen. Im Folgenden möchte ich aufzeigen, in welchen Lebensbereichen ein Wandel stattfindet.

Verständnis

Die Basis, um mit einem Demenzkranken zusammenleben zu können, ist das Verständnis für den Erkrankten und seine Krankheit. Man muss sich von dem Gedanken verabschieden, den Demenzpatienten wie früher behandeln zu können. Vor der Erkrankung konnte man die Gedankengänge, die zu einer bestimmten Verhaltensweise oder Handlung führten, nachvollziehen. Doch heute können die Reaktionen unvorhergesehen und übertrieben sein. Dabei sollten Sie sich ins Gedächtnis rufen, dass der Betroffene dieses unangemessene Verhalten nicht an den Tag legt, um Sie zu ärgern. In der Realität eines Demenzkranken macht eine solche Reaktion durchaus Sinn, während Sie auf der anderen Seite rätseln. Als Angehöriger muss man sich also an den Erkrankten anpassen, da man die Betroffenen für ihr Verhalten nicht mehr verantwortlich machen kann. Häufig besteht die einzige Möglichkeit darin, sich in Geduld zu üben, bereits Gesagtes immer und immer wieder zu wiederholen oder geschickt vom Thema abzulenken. Wichtig ist es, sich in die Realität der Kranken einzufühlen und nicht zu versuchen, die Erkrankten in die Wirklichkeit zu holen. Denn dies ist in den seltensten Fällen von Erfolg gekrönt. Versuchen Sie, die Argumente, die Gefühlswelt und das Verhalten des Demenzpatienten ernst zu nehmen und sich auf seine Welt einzulassen.

Versuchen Sie, zu verstehen, wie Sie sich an der Stelle des Erkrankten fühlen würden. Sie wachen auf, wissen nicht, wo und wer Sie sind, geschweige denn, wer die Menschen um Sie herum sind. Machen Sie sich bewusst, dass der Betroffene nur versucht, sich in irgendeiner Form zurechtzufinden. Das kann sich auch in Form von Verdrängung oder Ärger zum Selbstschutz äußern. Bevor Sie sich die Haare raufen, sollten Sie sich darauf besinnen, warum der Betroffene sich so verhält und welches Bedürfnis dahintersteckt. Dann ist es auch viel einfacher, Verständnis aufzubauen und nicht das Gefühl zu bekommen, von seinem Gegenüber nur zum Spaß zur Weißglut getrieben zu werden.

Auf der anderen Seite ist es nicht nur von großer Wichtigkeit, Verständnis für den Erkrankten zu haben, sondern auch für sich selbst. Verurteilen Sie sich nicht, wenn Ihnen dann doch einmal der Geduldsfaden reißt. Es ist okay, wenn Sie sich überfordert und wütend fühlen.

Es ist eine große Herausforderung, einen pflegebedürftigen Verwandten aufzunehmen und sich rund um die Uhr um ihn zu kümmern. Behalten Sie im Hinterkopf, dass Sie keine ausgebildete Pflegekraft sind und auch noch ein eigenes Leben haben. Niemand hat die Kraft, sich allein einem Demenzpatienten für eine längere Zeit anzunehmen. Hilfreich kann eine Aufgabenteilung innerhalb der Familie sein oder Sie nehmen Hilfe von geschultem Personal an. Achten Sie darauf, dass sie nicht vergessen, auch für sich selbst zu sorgen, denn wenn Sie durch den Dauerstress in Richtung Burn-out-Syndrom schlittern, ist keinem geholfen. Gönnen Sie sich kleine Auszeiten, organisieren Sie eine Pflegevertretung und machen Sie sich auch einmal einen schönen Tag allein.

Kommunikation

In diesem Ratgeber wurden schon häufig die Schwierigkeiten erwähnt, die sich in der verbalen Kommunikation bei einem Demenzkranken auftun. Dennoch ist es von großer Bedeutung, trotz der vielen Widrigkeiten, die die Demenz mit sich bringt, einen guten Zugang aufrechtzuerhalten oder neu aufzubauen. Zwar werden normale Gesprächsführungen zunehmend schwieriger, doch man sollte versuchen, anderweitige Kommunikationsstrategien zu entwickeln.

Da es den Demenzpatienten mit der Zeit immer schwerer fällt, einem Gespräch zu folgen und eigene schlüssige Sätze zu formulieren, ist es mehr als verständlich, wenn diese sich aus Scham, Einschüchterung und Hilflosigkeit zurückziehen. Das passiert vor allem dann, wenn man die Betroffenen nur kritisiert. Jeder Mensch wünscht sich Bestätigung, deshalb lässt sich eine bessere Beziehung aufbauen, wenn man den Betroffenen auch einmal lobt. Außerdem sollten Sie langsam, deutlich und in kurzen Sätzen reden sowie dem Erkrankten ausreichend Zeit zum Antworten lassen und eine Frage möglichst so umformulieren, dass sie sich mit einem einfachen Ja oder Nein beantworten lässt. Außerdem sollten Sie wichtige Informationen häufig mit dem immer gleichen Wortlaut wiederholen.

Auch, wenn es anstrengend ist, sollten Sie es nicht grundsätzlich unterlassen, mit dem Demenzpatienten zu reden. Binden Sie ihn häufig mit ein, stellen Sie Blickkontakt her und fragen Sie nach seiner Meinung. Dennoch ist es möglich, nonverbal, also ohne Worte, mit Betroffenen zu kommunizieren. Dies lässt sich beispielsweise durch Berührungen, Massagen oder Streicheleinheiten bewerkstelligen.

Wenn die Demenz noch nicht so weit fortgeschritten ist, kann man versuchen, Erinnerungsstützen aufzubauen. Man kann z. B. Zettel im Haus verteilen, auf denen Informationen oder Abläufe vermerkt sind, die den Betroffenen häufig entfallen. Aber auch ein beschriftetes Foto mit allen Familienmitgliedern kann dem Gedächtnis wieder auf die Sprünge helfen. Generell kann ein ganzes Fotoalbum mit Erinnerungsfotos und kleinen Bemerkungen oder Notizen hilfreich sein. Ein solches Album kann als eine gute Basis für die zwischenmenschliche Kommunikation mit dem Erkrankten darstellen.

Der Alltag

Früher oder später benötigt der Demenzkranke Hilfe im Alltag. Die einfachsten Aufgaben können irgendwann zu einer unüberwindbaren Hürde werden. Weil der

Betroffene oft viel mehr Zeit für die meisten Dinge benötigt, kann der Umgang damit entnervend sein. Doch man sollte dem Erkrankten die Zeit geben, die er braucht, ohne ihn zu hetzen oder unter Druck zu setzen. Als Angehöriger ist man dennoch schnell dazu geneigt, dem Erkrankten alles abzunehmen. Doch gerade am Anfang ist es wichtig, dass die Betroffenen noch möglichst viele Dinge selbst erledigen, denn das hält geistig fit. Fähigkeiten, die noch vorhanden sind, sollten gefördert werden, da sich das auch positiv auf die Psyche und auf den Selbstwert auswirkt. Denn wenn die Demenzkranken sich ernstgenommen fühlen, haben sie das Gefühl, die Kontrolle über ihr Leben behalten zu können. Wenn man den betroffenen Verwandten fragt, ob sie einem zur Hand gehen können, fühlen sie sich gebraucht und wertgeschätzt. Wenn man bemerkt, dass auch diese Tätigkeiten nachlassen, kann man nach und nach Maßnahmen treffen, um die Betroffenen zu unterstützen – also quasi Hilfe zur Selbsthilfe anbieten, denn so bleibt der Demenzpatient länger selbstständig.

Konfliktbewältigung

Demenzpatienten machen eine schwere Zeit durch und manchmal reagieren sie mit Wut, Schuldzuweisungen oder Aggressivität. Dadurch entstehen viele Konflikte, die in den meisten Fällen zu nichts führen, da die beiden Gesprächspartner aneinander vorbeireden.

Daher liegt es an den pflegenden Angehörigen, Konflikten aus dem Weg zu gehen. Zunächst sollte man versuchen, den Grund des Verhaltens herauszufinden. Vielleicht sind körperliche Beschwerden an dem gereizten Verhalten schuld, die sich leicht beheben lassen. Das erste Gebot im Umgang mit einem Demenzkranken ist es, Diskussionen zu vermeiden. Diese führen nur dazu, dass die Situation eskaliert. Man sollte eher versuchen, von dem Thema abzulenken oder dem Betroffenen im Zweifel recht geben. Bewahren Sie stets Ihre Ruhe, bleiben Sie geduldig und verlassen Sie die Szenerie kurz, um Ihnen beiden die Chance zu geben, sich zu beruhigen. Außerdem sollten Sie versuchen, sich nicht provozieren zu lassen und sich immer ins Gedächtnis zu rufen, dass sich der Betroffene meist nur frustriert, hilflos und verzweifelt fühlt und Ihnen eigentlich nichts Böses will.

„ICH ERKENNE DICH GAR NICHT WIEDER" – PSYCHOSOZIALE FOLGEN UND TIPPS

Während einer Demenzerkrankung ändert sich auch die Beziehungsdynamik zwischen dem Betroffenen und seiner Familie. Auch, wenn man nicht tagtäglich mit dem Erkrankten zu tun hat und nur hin und wieder zu Besuch kommt, ist es wichtig, zu wissen, wie sich die zwischenmenschliche Beziehung gewandelt hat. Obwohl es ein breites Angebot an Pflegeheimen gibt, werden rund 80 % der Demenzpatienten zu Hause betreut, viele von ihnen sogar bis zu ihrem Tod. Daher ist es wichtig, dass die pflegenden Angehörigen ein Bild davon bekommen, was in etwa auf sie zukommen wird. Wenn Sie eine demenziell erkrankte Person in Ihrem familiären Umfeld haben, sollten Sie sich darüber im Klaren sein, dass sich die Persönlichkeit des Erkrankten früher oder später wandeln wird. Infolgedessen wird sich auch Ihre zwischenmenschliche Beziehung ändern.

Sie selbst werden ein anderes Bild von Ihrem betroffenen Angehörigen bekommen, da Sie miterleben werden, wie das Gedächtnis und die kognitiven Fähigkeiten immer weiter abgebaut werden und der Kontrollverlust immer mehr zunimmt. Dies führt zu erheblichen Veränderungen im Leben des Erkrankten sowie im Leben des sozialen Umfelds. Auch die Familie leidet unter den demenzbedingten Einschränkungen, da sie mit ansehen müssen, wie eine geliebte Person langsam verschwindet. Außerdem wird man selbst täglich daran erinnert, wie verletzlich und hilflos eine einst so starke Persönlichkeit werden kann. Insbesondere der Anblick des Erkrankten, wie er Schwierigkeiten bei der Bewältigung von alltäglichen Routineaufgaben hat, während diese Abläufe bei Ihnen automatisiert und verlässlich ablaufen, ist für viele schwer zu ertragen, da die Auswirkungen der Demenz einem so gnadenlos vor Augen geführt werden.

Dadurch fühlen sich auch die Angehörigen an ihre eigene Verletzlichkeit oder an Momente des eigenen Versagens erinnert. Sich als Verwandter eingestehen zu müssen, dass ein Vertrauter sich plötzlich anders verhält und nicht mehr Herr oder Frau seiner selbst ist, kann ziemlich zermürbend sein. Verhaltensweisen, die schon im Kleinkindalter tabuisiert, verboten und aberzogen werden, tauchen plötzlich wieder auf. Verhaltensweisen wie Beißen, Treten, Spucken, in der Nase popeln oder Selbstbefriedigung werden ohne Schamgefühl oder Bewusstsein in der Öffentlichkeit ausgeführt.

Das ist vor allem auch für das unmittelbare Umfeld schwer zu ertragen oder gutzuheißen, da der Fremdscham meist überwiegt. Aufgrund dessen ist es nicht weiter verwunderlich, dass sich die pflegenden Angehörigen aus Verlegenheit über das Verhalten ihrer

Verwandten aus ihrem eigenen sozialen Leben zurückziehen. Dadurch fällt es den meisten auch schwer, Hilfe von anderen Verwandten oder von ausgebildeten Pflegern anzunehmen. Doch soziale Unterstützung von anderen helfenden Familienmitgliedern kann essenziell sein.

Durch das Fehlen solcher sozialen Beziehungen kann die gesamte Lebenssituation maßgeblich erschwert werden. Ohne anderweitigen gesellschaftlichen Kontakt begeben sich die Familienmitglieder in Isolation und pflegen stillschweigend bis zur Erschöpfung. Viele sind sichtlich überfordert mit der Situation und wissen nicht, wie man damit umgehen sollte. Dadurch wird das Risiko erhöht, selbst zu erkranken. Irgendwann fühlt es sich so an, als ob man jemand Fremdes vor sich hat, was zusätzlich durch die fehlenden Erinnerungen des Erkrankten begünstigt wird.

Es findet eine Verantwortungsverschiebung statt. So muss die Tochter im Gegensatz zu früher Verantwortung für ihren Vater übernehmen. Sie müssen sich darauf einstellen, verstärkt auf die Bedürfnisse des Demenzkranken einzugehen, ohne Selbiges zu erwarten. Diese Rollenverteilung führt dazu, dass ganz andere Aufgabenbereiche auf Sie zukommen. Es könnte sein, dass Sie den Haushalt, die Finanzen und den Schriftverkehr übernehmen müssen. Das kann eine nicht zu unterschätzende, starke körperliche Belastung bedeuten, dessen sollte man sich bewusst sein, denn Sie werden immer mehr in die tägliche Versorgung des Demenzkranken eingebunden werden. Aber auch auf der emotionalen Ebene ändert sich einiges: Sie werden schnell bemerken, dass ein gegenseitiger Austausch nicht mehr stattfinden kann, da Sie eher als Stütze fungieren und sich in den Demenzkranken hineinversetzen müssen, um ein emotionales Band aufrecht erhalten zu können. Häufig senden die Betroffenen ambivalente Botschaften, da sie sich auf der einen Seite Hilfe, Unterstützung und Geborgenheit wünschen, aber auf der anderen Seite ihre Selbstständigkeit und ihr Selbstbild verteidigen wollen. Das führt dazu, dass sich beide Gesprächspartner unverstanden fühlen, was zu Unmut und Ablehnung führen kann. Dies kann organisatorisch sowie emotional eine große Herausforderung darstellen, da viele Lebensbereiche vollkommen auf den Kopf gestellt werden.

Da eine solche Lebenssituation belastend sein und schwere psychische sowie physische Auswirkungen auf die Angehörigen haben kann, ist es wichtig, auch auf sich selbst zu achten. Wenn Sie sich einem Demenzkranken annehmen, müssen Sie täglich Ihre eigenen Bedürfnisse, Wünsche und Emotionen zurückstecken. Dabei kommt es sehr auf die persönlichen Grenzen und das Individuum an, ob die

Situation als seelische Belastung wahrgenommen wird oder nicht. Aber auch die äußeren Umstände können einen großen Teil dazu beitragen. Dabei kommt es vor allem auf die finanziellen, körperlichen, zeitlichen und emotionalen Faktoren an. Schlussendlich kommt es aber auf den Erkrankten, sein Verhalten und den konkreten, individuellen Verlauf an, wenn es um die Betreuungssituation geht.

Wie bereits erwähnt, steigt das Risiko, selbst zu erkranken, während einer belastenden Pflege. Das sind vor allem auch psychische Krankheiten. Daher ist es von großer Wichtigkeit, dass Sie sich vorher informieren und sich früh an Beratungsstellen wenden. Diese können Sie maßgeblich entlasten, indem Sie individuelle Unterstützung erhalten. Dabei kommt es darauf an, dass Sie den Umgang mit Ihrem Verwandten trotz aller Widrigkeiten genießen können. Denn wenn Sie sich ganz unvoreingenommen auf die Welt des Demenzkranken einlassen, werden auch Sie die Welt mit anderen Augen sehen können. Vielleicht finden Sie den Zugang zu Ihrem inneren Kind wieder, bewahren Ihre Neugier, Kreativität und Achtsamkeit. Lernen Sie, die kleinen Dinge im Leben wertzuschätzen, und lassen Sie sich von dieser herausfordernden Situation bereichern.

Zum Abschluss möchte ich Ihnen noch einige Tipps ans Herz legen, mit denen man die Veränderung des demenziellen Familienmitgliedes psychisch besser aushalten und ihn in seinem Wandel begleiten kann. Einige Tipps habe ich mit der Zeit selbst entwickelt, andere wurden mir von meinem Umfeld vorgeschlagen und wieder andere habe ich in den unterschiedlichsten Foren gefunden.

1. **Informieren:** Der erste Schritt ist es, sich Informationen zu dem Thema Demenz einzuholen, denn so ist es einfacher, das Krankheitsbild und die Veränderungen, die daraus folgen, zu verstehen. Außerdem haben Sie dann eine Ahnung davon, was auf Sie zukommt und wie Sie sich darauf vorbereiten können.

2. **Offenheit:** Gehen Sie mit der Krankheit Ihres Verwandten offen um. Versuchen Sie nicht, ihn zu verstecken. Wenn Sie Freunde, Nachbarn oder Arbeitskollegen aufklären, werden diese ein besseres Verständnis für Sie und Ihre Situation haben.

3. **Stressabbau:** Achten Sie darauf, Aktivitäten nachzugehen, die Stress reduzieren und Sie entspannen. Das kann ein Besuch in der Stadt oder eine geführte Meditation sein, Hauptsache, Sie fühlen sich wohl und können sich entspannen! Energie und Kraft durch Auszeiten zu tanken, ist sehr wichtig, ebenso, mit

Gleichgesinnten Tipps auszutauschen. Denken Sie daran, dass Sie nicht allein sind, sondern sich jederzeit Hilfe von außen holen können. Außerdem können Sie auch anderen Familienmitgliedern einige Aufgaben zumuten.

4. **Gelassenheit:** Lernen Sie, sich in Geduld zu üben. Sie werden Gesagtes und Informationen mehrfach wiederholen müssen. Nehmen Sie die Veränderung der Persönlichkeit, die Stimmungsschwankungen, die Gefühlsausbrüche und die Aggressivität in keinem Fall persönlich. Sie werden viel zurückstecken müssen, da Diskussionen und Streit nicht zum Ziel führen, sondern nur Leid erzeugen.

5. **In Kontakt bleiben:** Obwohl die Kommunikation sich mit der Zeit immer schwieriger gestaltet, ist es wichtig, den Kontakt auch auf nonverbaler Weise zu halten. Eine Möglichkeit ist es, Erinnerungen aus der Vergangenheit mithilfe von z. B. alten Fotos als Kommunikationsbasis zu nutzen. Das erzeugt positive Gefühle und stärkt das emotionale Band.

CO-ABHÄNGIGKEIT

Wer sich lange Zeit mit einem Demenzkranken allein in der eigenen Wohnung aufhält, kann mit der Zeit eine Co-Abhängigkeit oder Co-Demenz entwickeln. Wie bereits erwähnt, kann eine totale soziale Isolation in Zusammenhang mit 24 Stunden Pflege sehr schädlich für den Angehörigen sein.

Der Begriff Co-Abhängigkeit kommt eigentlich aus dem Bereich der Sucht und beschreibt, wie Menschen, die sich im unmittelbaren Umfeld einer betroffenen Person befinden, mit der Zeit ein ähnliches toxisches Verhaltensmuster entwickeln. Da diese auch in einem gewissen Maße Leidtragende sind, entwickeln sich Abhängigkeitserkrankungen. Damit sind Verhaltensweisen gemeint, die in direkter Verbindung zu dem Erkrankten stehen. Somit entsteht eine ungewollt-gewollte Verstrickung in die Krankheit Demenz, die in manchen Fällen sogar bis zum psychischen Zusammenbruch führt. Der pflegende Angehörige befindet sich ohne Alternative in einem System eingespannt, das maßgeblich von der Demenz geprägt ist.

Meist ist hierbei die enge Familie des Betroffenen anfällig für eine Co-Abhängigkeit, es kann aber auch sein, dass Pflegekräfte von außen mit der Zeit eine Art Co-Demenz an den Tag legen. Gewissermaßen entsteht bei dem pflegenden Familienmitglied eine Abhängigkeit von der Abhängigkeit. Dabei kann es schwerere und leichtere Verläufe geben, wobei die Übergänge meistens fließend und unbemerkt ineinander übergehen. Wenn es sich um eine leichtere Form handelt, spricht man auch von einem Co-Verhalten.

In jedem Fall sollte das Auftreten einer Co-Abhängigkeit nicht auf die leichte Schulter genommen werden, da sie großen psychosozialen Schaden anrichten kann. Vor allem Menschen, die eher unsicher sind und zu einem niedrigen Selbstbewusstsein neigen, tendieren dazu, sich in Co-Demenz zu begeben. Dieses Verhalten zeichnet sich vor allem dadurch aus, dass der pflegende Angehörige versucht, dem Demenzkranken alle Aufgaben, Verantwortungen und Belastungen abzunehmen. Dadurch entsteht ein ungesundes Abhängigkeitsverhältnis, da die Bezugsperson die Kontrolle über den demenziellen Verwandten hat. Wenn dazu noch Isolation kommt, sodass der Erkrankte der einzige soziale Kontakt ist, kann das Ganze ziemlich schnell ziemlich ungesund werden.

Mit der Zeit kann es dann passieren, dass die eigene Stimmung sowie die Gefühlswelt von der des Demenzpatienten abhängen. Das führt wiederum zu einem Teufelskreis, da das aufopferungsvolle Verhalten von der Umwelt durchaus als positiv wahrgenommen wird, weil niemand das damit einhergehende Leid oder die Einbußen wahrnimmt. Von außen bestärkt, entwickelt der Angehörige das Gefühl, gebraucht zu werden, doch wenn derjenige nur noch in der Rolle des Pflegenden seinen Lebenssinn sieht, kann es gefährlich werden. Die Bezugsperson erfährt nur noch Wertschätzung für seine Opferbereitschaft und verzichtet daraufhin immer weiter auf seine eigenen Bedürfnisse und Wünsche. Unsere Gesellschaft achtet Menschen, die sich selbstlos und voller Nächstenliebe um ein demenziell erkranktes Familienmitglied kümmern.

Auf der anderen Seite werden Familien, die sich rechtfertigen müssen, ihre Lieben in einem Pflegeheim untergebracht zu haben, von den meisten Menschen komisch beäugt. Die Familie hat bei uns einen hohen Stellenwert. Dabei spielt die Frage der Schuld eine große Rolle, denn schließlich haben sich die eigenen Eltern jahrelang um einen gekümmert. Wie kann man da anders, als diese Schuld begleichen zu wollen? Es schwebt ein unausgesprochenes Versprechen in der Luft, zueinanderzuhalten und den anderen nicht in ein Pflegeheim abzuschieben. Dieser gesellschaftliche Druck macht es Angehörigen schwer, Hilfe anzunehmen. Doch eben diese kann dafür sorgen, dass Betroffene sowie Angehörige entlastet werden. Ungeschulte Personen neigen häufig dazu, Fehler zu machen, und die Beziehung gerät aus dem Gleichgewicht.

Um sich selbst vor der Gefahr einer Co-Abhängigkeit zu schützen, muss man zunächst ein

Gespür für die Problematik entwickeln und seine eigene Beziehung zu einem Erkrankten kritisch reflektieren. Wenn Sie den Verdacht haben, dass sich bei Ihnen eine solche Co-Demenz manifestiert hat, sollten Sie sich umgehend Rat und Unterstützung bei fachkundigen Psychologen suchen. Sie müssen lernen, Ihre eigenen Ressourcen zu handhaben und klare Grenzen für Ihr persönliches Wohl zu setzen.

Diese Grenzen fordern zwar ein hohes Maß an Konsequenz und Durchhaltevermögen, sind aber essenziell für ein gesundes Nähe-Distanz-Verhältnis. Außerdem ist es von großer Wichtigkeit, die eigene Hilflosigkeit und Ohnmacht der Diagnose Demenz gegenüber zu erkennen. Im nächsten Schritt sollten Sie eine Vorbildfunktion einnehmen, sich aus der sozialen Isolation befreien und sich Hilfe suchen. Durch den offenen Umgang finden auch viele andere Menschen leichter einen Zugang zu der Problematik.

NÄHE UND DISTANZ: SELBSTFÜRSORGE FÜR ANGEHÖRIGE

Dieses Thema knüpft an die vorherigen Kapitel nahtlos an, da es darum geht, als Verwandter oder pflegender Angehöriger nicht nur den demenziell Erkrankten, sondern auch sich selbst zu pflegen. Um einem Nervenzusammenbruch, Depressionen, dem Burn-out-Syndrom oder im schlimmsten Fall physischer sowie psychischer Gewalt vorbeugen zu können, ist es wichtig, eine Überforderung schon im Keim zu ersticken. Dabei ist es essenziell, dass die pflegenden Angehörigen ein gesundes Gleichgewicht zwischen Nähe und Distanz finden.

Viele fühlen sich mit der belastenden Situation allein gelassen und wissen nicht, an wen sie sich in schweren Zeiten wenden können. Ein Gefühl der Überforderung entsteht meist aus einem dauerhaften Zustand des Stresses heraus. Doch eben solche Warnzeichen, die auf eine Überlastung hinweisen, müssen ernst genommen werden.

- Haben Sie das Gefühl, dass Ihr Immunsystem nicht mehr das ist, was es einmal war, und dass Sie im Allgemeinen anfälliger für Krankheiten, wie beispielsweise für Erkältungen, Kopfschmerzen oder Konzentrationsstörungen, sind?

- Bemerken Sie, dass Ihre Essgewohnheiten ungesund sind und Ihr Gewicht schwankt, da Sie entweder zu wenig oder zu viel essen?
- Nehmen Sie stark zu, weil Sie hin und wieder zu Süßigkeiten greifen, um sich von Ihren Problemen abzulenken?
- Neigen Sie vermehrt dazu, zu Alkohol oder Zigaretten zu greifen?
- Fühlen Sie sich gehetzt, gereizt und unter Druck gesetzt, weil Sie denken, die Erwartungshaltung nicht erfüllen zu können?
- Sie werden manchmal laut und verlieren die Beherrschung?
- Ihre Gedanken kreisen nur noch um das demenzielle Familienmitglied und um die Aufgaben, die damit verbunden sind?
- Sie vernachlässigen zunehmend Ihre Freizeit, Ihre Hobbys und Ihre Freunde?
- Sie sind erschöpft und müde, aber leiden dennoch an Ein- und Durchschlafproblemen?

Wenn Sie die meisten Fragen mit Ja beantworten können, sollten Sie sich mit dem Gedanken anfreunden, etwas an Ihrer jetzigen Lebenssituation zu ändern. Bedenken Sie, dass Sie sich nur gut um andere kümmern können, wenn Sie nicht vergessen, auch an sich selbst zu denken.

Achten Sie in erster Linie zuerst auf Ihre eigene Energie und auf Ihre Ressourcen, damit Sie die nötige Stärke aufrechterhalten können, um andere in schwierigen Lebenslagen zu unterstützen. Die ohnehin schon beschwerliche Situation wird durch fehlende Grenzen erschwert. Viele pflegende Angehörige sind der Meinung, die Pflege dem Erkrankten schuldig zu sein, und übersteigen so ihre persönlichen Grenzen und ihre Leistungsfähigkeit. Die Bezugspersonen haben eine große Anspruchshaltung an sich selbst und befürchten, nicht gut genug zu sein. In manchen Fällen kommt es zur Co-Abhängigkeit, wenn Angehörige ihre Freiheit aufgeben, sich isolieren und sich ganz dem Erkrankten widmen. In manchen Fällen neigen Demenzpatienten zu Gefühlsausbrüchen, durch die die Angehörigen dazu gebracht werden, ihnen nicht von der Seite zu weichen. Verlustgefühle, Sorgen, finanzielle Instabilität und Zukunftsängste, Zorn auf den Kranken oder Neid auf die Geschwister, die dieser Verpflichtung ausweichen konnten, stellen sich mit der Zeit ein.

Ein Pflegefall tritt meist ungeplant auf und der Pflegende hat keine Chance, sich ausreichend vorzubereiten oder sich umfassend zu informieren. Dennoch kann es von großer Bedeutung sein, sich im Vorfeld vorzubereiten oder wenigstens vorzuplanen, wenn es schon so weit gekommen ist. Stecken Sie Grenzen ab und entscheiden Sie zusammen mit anderen

Verwandten, wer wann und wie lange für die Pflege zuständig ist. Dabei sollten nur die Belange des Erkrankten selbst und der Familie im Fokus stehen. Überlegungen, worüber die Nachbarn tratschen werden, sind hier unangebracht.

Ohne Frage gestaltet sich eine Entlastung zunächst schwierig, da man den Mut, die Kraft und die Konsequenz aufbauen muss, um sich selbstständig aus einer möglichen Co-Demenz befreien zu können. Damit ist keinesfalls gemeint, dass man sich nicht gegenseitig helfen soll, sondern vielmehr sollte die Last auf vielen Schultern ruhen, statt auf nur zweien. Stecken Sie am besten im Voraus persönliche Grenzen ab und scheuen Sie sich nicht aus Pflichtgefühl, Hilfe in Anspruch zu nehmen, wenn Sie das Gefühl bekommen, dass diese Grenzen überschritten werden. Wenn Ihnen die Situation mit Ihrem demenziellen Angehörigen zu viel wird, verlassen Sie einfach die Szenerie und atmen Sie einmal tief durch, bis sich die Gemüter wieder beruhigt haben.

Das ist weder selbstsüchtig noch verantwortungslos, im Gegenteil! Wenden Sie sich an Verwandte, Nachbarn, andere Angehörige, Freunde und auch an professionelle Pfleger. Eine solche Aufteilung gewährt jedem Beteiligten einen angemessenen Freiraum und ein selbstbestimmtes Leben. Außerdem gibt es die Möglichkeit, Ehrenamtliche mit einzubeziehen, die jederzeit ein offenes Ohr und helfende Hände für Sie bereitstellen können.

Hilfreich können auch Treffen in Selbsthilfegruppen mit Gleichgesinnten in einer ähnlichen Lebenslage sein. Ebenso ist es möglich, als pflegender Angehöriger die Hilfe eines Psychotherapeuten in Anspruch zu nehmen, der durch Homöopathie, Psychopharmaka oder einfach durch Zuhören helfen kann. Gerade diese Auszeiten sind sehr wichtig im Umgang mit Demenzkranken, da nur ein ausgeglichenes Verhältnis zwischen Nähe und Distanz zum Ziel führt. Erlauben Sie sich, auch Zeit für sich selbst zu nehmen und den Alltagstrott zu durchbrechen. Treffen Sie sich mit Freunden, gehen Sie ins Kino, machen Sie einen Filmabend, gönnen Sie sich eine Massage oder eine neue Frisur. Bleiben Sie körperlich aktiv! Entspannen Sie sich beim Yoga, bei der progressiven Muskelentspannung, bei Achtsamkeitsübungen, bei der geführten Meditation sowie beim autogenen Training. Unternehmen Sie Ausflüge mit dem Rad, gehen Sie einmal wieder schwimmen, wandern oder joggen Sie um den Block, um alle Sorgen einmal loszuwerden.

Es kann aber auch heilsam sein, einmal ganz für sich allein zu sein, mit einem guten Buch und einer Tasse heißer Schokolade. Oder vergessen Sie für einen Moment alles um sich herum, stellen Sie das Radio lauter, singen Sie Ihre Lieblingslieder mit und tanzen Sie, als ob Ihnen niemand zusieht. Doch das Wichtigste ist, dass Sie Ihre Lust am Lachen nicht vergessen.

Behalten Sie Ihren Humor und lachen Sie aus vollem Herzen. Schlussendlich können jedoch nur Sie entscheiden, was für Sie individuell das Beste ist.

Ursachenforschung

Experten sind sich noch weitgehend uneinig darüber, aus welchen Ursachen Demenz resultiert. Es gibt zwar eine Reihe von Risikofaktoren, die jedoch keine eindeutigen Kausalitäten darstellen. Trotzdem sind sich alle darin einig, dass die Demenz ihren Ursprung im Gehirn findet, da nach und nach Nervenzellen absterben oder keine Signale mehr übermittelt werden können. Die exakte Ursache variiert je nach Form der Demenz und lässt sich auch sonst eher weniger gut einwandfrei feststellen. Ich möchte Ihnen nun einen kleinen Überblick über den heutigen Stand der Forschung geben.

Ursachen der primären Demenz

Vaskuläre Demenz: Wie bereits im Kapitel „Diagnose Demenz" erwähnt, entsteht die gefäßbedingte Demenz durch Durchblutungsstörungen. Die Nervenzellen sterben durch den Sauerstoffmangel im Hirn ab. Meist geht dies mit einem großen oder mit mehreren kleinen Schlaganfällen einher, da sich durch die Infarkte die Gefäße verschließen. Allerdings kann die vaskuläre Demenz auch bei Bluthochdruckpatienten auftreten, die eine größere Hirnblutung erlitten haben. Eine weitere, aber seltene Ursache sind Gefäßentzündungen oder genetischbedingte Erkrankungen.

Neurogenerative Demenz: Unter diesem Begriff werden grob drei verschiedene Unterkategorien vereint, die zwar alle den Abbau oder das Absterben von Nervenzellen gemein haben, sich jedoch anderweitig unterscheiden.

1. Alzheimer-Demenz: Bei dieser häufigsten Form bilden sich Ablagerungen, sogenannte Plaques, des krankhaften Proteins Beta-Amyloid, die eine Signalübermittlung sowie den Stoffwechsel verhindern und somit die Erkrankung verursachen oder wenigstens begünstigen. Diese befinden sich sowohl in den Nervenzellen des Gehirns als auch darum herum in den Zwischenräumen. Jedoch ist noch nicht vollkommen geklärt und weiter erforscht, wie und warum sich diese überschüssigen Eiweißpartikel bilden bzw. warum sie nicht abgebaut werden und inwieweit diese zur Krankheit beitragen. Bereits im frühen Stadium ist der Teil des Gehirns betroffen, der für die Ausschüttung des wichtigen Botenstoffes Acetyl-Cholin zuständig ist. In den seltensten Fällen, zu ca. 1 %, lässt sich die Bildung des Proteins auf Mutation im Erbgut zurückführen. Daher ist Alzheimer in diesen Fällen auch vererbbar. Allerdings ist noch unklar, wie es bei den restlichen 99 % zum Krankheitsausbruch kommt. Fest steht nur, dass das Epsilon-4-Allel bei 40 % der an Alzheimer Erkrankten auftritt, während das Allel bei der normalen Bevölkerung nur zu etwa 10 % vorkommt.

2. Lewy-Body-Demenz: Diese Art der Demenz ist Alzheimer sehr ähnlich. Es lagern sich ebenfalls Eiweißpartikel an den Nervenzellen des Gehirns ab. Allerdings sind diese Eiweißreste vorrangig an der Großhirnrinde zu finden und das Protein besteht zum Großteil aus Alpha-Synuclein. Diese werden auch Lewy-Körperchen genannt und greifen ebenso in die Kommunikation und den Stoffwechsel der Nervenzellen ein. Bis heute waren führende Experten nicht in der Lage, die Ursache der Bildung nachzuweisen. Nur in den seltensten Fällen kann man von einer genetischen Vererbung der Krankheit sprechen.

3. Frontotemporale Demenz: Der Ursprung für diese Art der Demenz ist zum größten Teil noch nicht bekannt. Es sterben mit der Zeit Nervenzellen im Gehirn ab, die sich vorrangig im Schläfen- und Stirnlappen des Großhirns befinden. Auch hier lässt sich die Erkrankung zumindest teilweise auf eine genetische Komponente zurückführen.

Ursachen der sekundären Demenz

Diese Form tritt selten auf und ist im Gegensatz zur primären Demenz meist heilbar, da die Struktur des Hirns nicht dauerhaft geschädigt ist. Teilweise lässt sich die sekundäre Demenz auf Drogen-, Alkohol-, Zigaretten- oder Medikamentenmissbrauch zurückführen. Es können aber auch andere Erkrankungen zugrunde liegen, wie beispielsweise Schilddrüsen- oder Lebererkrankungen, aber auch Infektionen mit HIV. Eine andere Ursache kann eine Unterversorgung von Vitaminen sein.

PRÄVENTION

Auch wenn die genauen Ursachen noch nicht erforscht sind, gibt es einige erwiesene Risikofaktoren, die eine Demenz zumindest bedingen können. Des Weiteren gibt es einige Empfehlungen für einen gesunden, ausgeglichenen Lebensstil, der einer Demenzerkrankung vorbeugen kann. Dabei sollte man sich jedoch bewusst sein, dass auch ein akribisches Einhalten dieser Tipps kein Garant dafür ist, von Demenz verschont zu bleiben. Nichtsdestotrotz wird das Risiko gesenkt und es ist um einiges unwahrscheinlicher, zu erkranken.

Risikofaktoren

Der wohl größte Risikofaktor ist das Alter. Auch, wenn man dem Altern konkret nicht wirklich etwas entgegensetzen kann, sind und bleiben Menschen von 65+ die größte Risikogruppe. Mit dem Alter steigt auch die Wahrscheinlichkeit, an Demenz zu erkranken. Dazu kommt, dass man viel gefährdeter ist, wenn sich in der Verwandtschaft Fälle von Demenz häufen. Des Weiteren befinden sich Personen im Risikobereich, wenn sie diverse Vorerkrankungen, wie z. B. Depressionen, übermäßigen Nikotin- oder Alkoholkonsum, Fettleibigkeit, Herzrhythmusstörungen, Bluthochdruck, zu hoher Cholesterinspiegel durch beispielsweise ungesunde, fettreiche Ernährungsweise, Diabetes und

Schädelhirnverletzungen, haben. Aber auch Bewegungsmangel, zu geringe körperliche Betätigung, soziale Vereinsamung und mangelnde geistige Aktivität können eine Demenzerkrankung begünstigen. Das menschliche Gehirn sowie der Bewegungsapparat müssen gefordert werden, um ihre Leistungsfähigkeit beibehalten zu können. Viele wissenschaftliche Studien belegen, dass Menschen, die sich gesund sowie ausgewogen ernähren und dazu noch körperlich sowie geistig fit bleiben, seltener an Demenz erkranken.

Ernährung

Die Art und Weise, wie man sich ernährt, hat einen großen Einfluss auf den Organismus. Im Allgemeinen ist die Ernährungsweise der Italiener, Franzosen, Griechen und Spanier gesund und vermindert das Risiko einer Gefäßverengung und damit auch das Risiko der vaskulären Demenz. Generell scheint die mediterrane Küche viel zu bieten, um vor einer Demenzerkrankung zu schützen.

Außerdem sollte auf die Zufuhr von Vitaminen geachtet werden. Vor allem die Vitamine A, C und E bauen die sogenannten freien Radikale ab, die als Nebenprodukt der Zellatmung auftreten und die Nervenzellen im Gehirn nachhaltig schädigen können. Lebensmittel, in denen viel Vitamin A vorhanden ist, sind zum Beispiel Spinat, Tomaten, Brokkoli, Aprikosen und vor allen Dingen Karotten. Zitrusfrüchte wie Zitronen, Orangen oder Grapefruit enthalten viel Vitamin C. Lebensmittel wie Sellerie, Süßkartoffeln und Leinsamen, pflanzliche Öle wie Sonnenblumenöl sowie Nüsse, Grünkohl und Vollkorngetreide sind reich an Vitamin E.

Fettige Lebensmittel wie Milchprodukte, Schmalz, Speck, Rind- oder Schweinefleisch sollten nur in Maßen genossen werden. Diese sind meist mit gesättigten Fettsäuren angereichert und erhöhen den Cholesterinspiegel durch zu viel „schlechtes " LDL-Cholesterin im Blut. Zu viel davon kann zu Übergewicht und zur Verkalkung der Blutgefäße führen. Ungesättigte Fettsäuren dagegen senken den Cholesterinspiegel und so wird das Risiko einer Gefäßverengung vermindert. Vor allem Grundnahrungsmittel wie Brot, Kartoffeln, Nudeln und Reis, aber auch kalt gepresstes Olivenöl enthalten reichlich ungesättigte Fettsäuren. Die meisten Arten von Fisch, wie beispielsweise Thunfisch, Rotbarsch, Lachs oder Makrelen, sind ebenfalls mit diesen gut bekömmlichen Fettsäuren angereichert.

Der Vorteil bei diesen Fischsorten und bei Fisch allgemein ist, dass zudem Omega-3-Fettsäuren aufgenommen werden, die das Risiko einer Gefäßverengung vermindern. Diese Fettsäuren finden sich fast ausschließlich in Fisch wieder und stabilisieren die Nervenzellen. Außerdem werden die Verbindungen zwischen diesen Nervenzellen verstärkt und vermehrt. Dadurch wird Entzündungen vorgebeugt und die Nervenzellen sind belastbarer und damit auch resistenter gegen eine mögliche Demenzerkrankung.

Die Aminosäure Homocystein erhöht das Risiko, an Demenz zu erkranken, wenn diese in hoher Konzentration im Blut auftritt. Daher ist es wichtig, genügend Folsäure in Verbindung mit den Vitaminen B6 und B12 zu sich zu nehmen, um eine überhöhte Konzentration senken zu können. Zusammen bilden diese drei Stoffe den sogenannten Vitamin-B-Komplex, der vor allem in Lebensmitteln wie Hühnerleber, Brokkoli, Spinat und Endiviensalat enthalten ist und sowohl Demenz als auch Herzinfarkten vorbeugen kann. Neueren Studien zufolge kann grüner Tee Nervenzellen schützen und Karies sowie Herz-Kreislaufkrankheiten vorbeugen. Doch nicht nur das: Zwar ist diese Erkenntnis noch nicht ausreichend belegt, aber die in grünem Tee enthaltene Substanz EGCE soll angeblich das Risiko der Anlagerung von Plaques senken.

In vielen Drogerien oder Apotheken werden Nahrungsergänzungsmittel angeboten, mithilfe derer man einen Mangel ausgleichen kann. Obwohl es besser ist, auf eine ausgewogene Ernährung zu achten, bei der im Idealfall keinerlei Mängel vorliegen, kann ein Arzt im Einzelfall Ergänzungsmittel empfehlen. Allerdings kommt dies recht selten vor, da nur extreme Fälle, die nach einer Behandlung verlangen, so behandelt werden könnten. Generell sollte man bei der Fülle an Tabletten, Pillen oder Pulvern Vorsicht walten lassen. Es besteht nicht nur Grund zur Annahme, dass diese gar nicht so wirken wie gewünscht, sondern es liegt auch der Verdacht nahe, dass die Mittelchen mehr Schaden als Nutzen anrichten.

Körperliche Aktivität

Ein weiteres Präventionskonzept legt nahe, in Bewegung zu bleiben, um so das körperliche und geistige Wohlbefinden steigern zu können. Wenn zu einer gesunden Ernährung auch noch ausreichende körperliche Betätigung kommt, lässt sich das Risiko der Demenz um bis zu 60 % senken. Davon profitieren alle Altersgruppen. Wer täglich Sport treibt und so körperlich fit ist, senkt seinen Cholesterinspiegel sowie den Blutdruck, was der Zuckerkrankheit Diabetes, Herzinfarkten, Schlaganfällen und damit auch der Demenz vorbeugt. Außerdem werden die Durchblutung sowie der Stoffwechsel angeregt. Das Gehirn bekommt mehr Sauerstoff und die Nervenzellen im Gehirn werden dadurch aktiver und stärker vernetzt. So kann ein reger Informationsaustausch stattfinden. Des Weiteren wird das Risiko einer Gefäßverengung oder -verkalkung vermindert. Damit geht auch das Risiko der vaskulären Demenz zurück. Menschen, die sich regelmäßig bewegen, sind glücklicher, weniger anfällig für Depressionen und in den meisten Fällen auch nicht übergewichtig oder fettleibig.

Um körperlich aktiver zu werden, ist es eine gute Idee, Bewegung in den Alltag zu integrieren. So kann man klein anfangen und seinen Alltag dynamischer gestalten. Es reicht schon, wenn man den Weg zum Bäcker um die Ecke einmal zu Fuß geht, statt mit dem Auto zu fahren, oder wenn man die Treppe statt des Aufzugs nimmt. Wer sich steigern möchte, kann sich in einem Fitnessstudio anmelden, sich einem Sportverein anschließen, schwimmen oder joggen gehen. Wichtig ist nur, dass man am Ball bleibt. Regelmäßiges, leichtes Training ist wichtiger als unregelmäßiges Training, bei dem man sich verausgabt. So bleibt man länger selbstständig und man ist noch im hohen Alter geschickt, energetisch und hat eine gute Koordination und Kondition. Jahrelanges Training verringert später beispielsweise auch die Gefahr, zu stürzen. Eine Empfehlung von Experten ist es, dreimal in der Woche 30 Minuten Ausdauersport zu treiben.

Geistige Aktivität

Auch geistige Fitness beugt einer Demenzerkrankung vor. Wer bis ins hohe Alter Gehirnjogging betreibt, an kulturellen Aktivitäten teilnimmt, mathematisch-logische Aufgaben löst oder einfach kreativ ist, senkt das

Risiko maßgeblich. Das Gehirn bleibt im Training und kognitive Fähigkeiten bleiben länger erhalten. Doch auch bei der Ausübung alltäglicher Aufgaben oder eines Hobbys sowie durch den Umgang mit sozialen Kontakten wird das Gehirn angeregt. Besonders das Erlernen eines Instrumentes fördert die Konzentration sowie die Koordination maßgeblich. Daher kann Musizieren ebenso wie Tanzen, Lesen oder das Erlernen einer Fremdsprache effektiv vor einer Demenzerkrankung schützen. Aber auch kreative Tätigkeiten wie Malen, Zeichnen, Häkeln oder Stricken regen die Gehirnaktivität an.

Durch diese Aktivitäten werden mehrere Areale des Gehirns gleichzeitig beansprucht, wodurch Synapsen und Nervenzellen gestärkt werden können. In jungen Jahren bilden sich mit wachsender geistiger Reife und mit wachsendem Können immer neue Gehirnzellen und es werden immer mehr Verbindungen untereinander geknüpft. Außerdem kann es auch helfen, stets neue Aktivitäten auszuprobieren, da sich Lernen immer positiv auswirkt. Schon kleinere, bewusste Veränderungen im Alltag oder in Ihren gewohnten Verhaltensmustern stellen das Gehirn auf die Probe und fördern die Denkfähigkeit. Das kann man durch eine andere Folge von Routineaufgaben, durch das Entdecken eines neuen Weges, durch Kreuzworträtsel, Gedächtnisspiele oder durch Sudoku erreichen.

Eine weitere wichtige Möglichkeit, psychisch aktiv zu bleiben, ist das Knüpfen und Pflegen von sozialen Kontakten. Der rege Austausch zwischen zwei Personen beansprucht das Gehirn mehr, als man denkt. Vieles macht man unterbewusst, genau wie das Deuten von Mimik, Gestik, Stimmlage und Körperhaltung. Dazu kommen das Verstehen, Verarbeiten und Reagieren auf den Inhalt und auch auf die Emotionen. Das Gehirn muss dafür ziemlich multitaskingfähig sein, denn die Nervenzellen arbeiten auf Hochtouren und schütten vermehrt Botenstoffe aus, die die Signale weiterleiten.

„DAS KIND IST IN DEN BRUNNEN GEFALLEN“

Doch was ist, wenn bereits Demenz diagnostiziert wurde? Gibt es noch Hoffnung oder ist das Kind dann schon endgültig in den Brunnen gefallen? Auf diese Frage kann man nur mit Ja und Nein antworten. Auf der einen Seite ist Demenz im Regelfall nicht heilbar, auf der anderen Seite ist es aber möglich, den Symptomen soweit entgegenzuwirken, dass die Krankheit nur langsam voranschreitet. Man sollte jedoch vor allem versuchen, Stress und Überforderung zu vermeiden. Prinzipiell können auch nach einer Diagnose dieselben Maßnahmen ergriffen werden, die zur Vorbeugung getroffen werden können. Es gibt viele Menschen, die auf Naturheilverfahren setzen und wieder andere, die der Ordnungstherapie zugetan sind. Letztendlich müssen Sie selbst entscheiden, was Ihnen guttut und was nicht.

Dabei spielt auch die richtige Ernährung eine große Rolle. Selbst, wenn man über Jahre ein ungesundes Essverhalten an den Tag gelegt hat, kann eine Umstrukturierung einem rapiden Verlauf zumindest teilweise entgegenwirken. Jedoch kommt es vor allem bei der körperlichen Aktivität darauf an, inwieweit man bereits von der Krankheit eingeschränkt wurde. In einem gesunden Körper wohnt ein gesunder Geist, wie man so schön sagt. Doch gerade im hohen Alter sollte darauf geachtet werden, wie viel man sich zutraut. So kann Joggen oder Leistungssport eine schlechte Idee sein, denn man sollte sich eher auf einen Spaziergang, auf Tanzen oder Wandern konzentrieren. Studien zeigen, dass regelmäßiger Sport mit einer medikamentösen Behandlung durch Antidementiva vergleichbar ist.

Bei physischer Inaktivität jedoch geht die geistige Leistungsfähigkeit rapide zurück. Mittlerweile widmen sich einige Institutionen oder Organisationen einem Sportprogramm, das extra auf Demenzpatienten und ihre Angehörigen ausgelegt ist. Eines davon trägt den Namen NADIA, was eine Kurzform für „Neue Aktionsräume für Menschen mit Demenz und ihre Angehörigen " ist. Ziel von NADIA ist es, Personen aus den Bereichen Sport, Gesundheit und Pflege zusammen zu bringen, um ein

Sportprogramm zu entwickeln, welches seniorengerechte, sportliche Aktivität mit Spaß und sozialem Austausch mit Gleichgesinnten verbindet, damit dem Muskel- und Gedächtnisabbau vorgebeugt werden kann. Gleichzeitig werden Angehörige in ihren körperlichen sowie geistigen Ressourcen bestärkt und können Energie tanken. Andere geeignete Betätigungen sind zum Beispiel Wandern, Nordic Walking, Schwimmen, Turnen, Pilates, Wassergymnastik oder Aerobic.

Eine weitere Möglichkeit kann ein Heimtrainer sein, mit dem man Fahrrad fahren und nebenbei vielleicht die Lieblingssendung anschauen kann. Viele demenziell erkrankte Personen leiden an Schlafstörungen, die nachweislich durch Akupressur gelindert werden können. Dabei wird 30 Minuten vor dem zu Bett gehen ein Akupressurpflaster auf den Akupunkturpunkt Shenmen am Handgelenk geklebt. Am nächsten Morgen wird das Pflaster wieder entfernt. Nach ca. zwei Monaten zeigen sich die ersten Erfolge: Man schläft bedeutend schneller ein und durch. Außerdem ist der Schlaf erholsamer, was sich auf die gesamte Stimmung auswirkt. Dadurch kann man die Einnahme von Schlafmitteln deutlich reduzieren.

Doch auch, um die geistige Aktivität erhalten zu können, gibt es nach einer Diagnose ebenfalls den einen oder anderen Tipp, um dementielle Symptome zu mindern und so die Lebensqualität zu steigern. Wichtig ist es, den Monats-, Wochen- und Tagesablauf so abwechslungsreich wie möglich zu gestalten. Wer immer wieder Neues ausprobiert, hält seine grauen Zellen in Schwung. Des Weiteren ist es ratsam, auch im hohen Alter so viele soziale Kontakte wie möglich zu knüpfen und zu pflegen. Denn das wirkt zum einen Isolation, Vereinsamung und damit einhergehend auch Depressionen entgegen. Außerdem regt verbaler Austausch die Stirnlappen an und man bleibt länger fit. Wenn man den Kontakt zu alten Freunden oder Kollegen verloren hat, kann man Vereinen, Seniorgruppen oder einer Gemeindegruppe beitreten. Wichtig ist, dass man im Gespräch bleibt.

Man kann zusammen viele Unternehmungen machen oder sich einfach nur auf eine Tasse Kaffee und ein Stück Kuchen treffen, um zu plaudern. Vorteilhaft sind auch Spiele, die den Denkprozess ankurbeln und die geistige Fitness steigern. Egal ob Karten- oder Brettspiele – Hauptsache, man tut etwas und vegetiert auf seine alten Tage nicht nur einfach so dahin! Viele Senioren erfreuen sich des Bridgespielens oder Bingo, man kann aber auch andere Spiele, wie Skat, Rommé, Canasta, Doppelkopf gemeinschaftlich spielen. Und wenn die Enkel einmal zu Besuch sind, lohnt es sich, das Mensch-ärgere-dich-nicht-Spiel wieder herauszuholen. Andere Brettspiele wie Dame, Mühle oder Backgammon sind sowohl für kleine Kinder als auch für Senioren geeignet.

Aber auch eigens für das Trainieren der Merk- und Denkfähigkeit konzipierte Logikspiele, wie beispielsweise Memory, können die kognitiven Fähigkeiten länger erhalten. Dabei kann es auch eine Idee wert sein, ein ganz neues Spiel auszuprobieren, da das Verstehen sowie die Anwendung der Spielregeln viel Denkkapazität erfordert. Wer alt ist, hat auch viel Lebenserfahrung, die man mit den jüngeren Generationen teilen kann. Gerade auch im familiären Kreis können Großeltern, die schon in Rente sind, auf die Enkelkinder aufpassen und ein paar schöne Stunden mit ihnen verbringen. Ansonsten besteht die Möglichkeit, sich einer anderen sinnvollen Betätigung zu widmen. Viele Menschen oder Wohltätigkeitsorganisationen benötigen Unterstützung und Senioren, die sich an altersgerechten Tätigkeiten beteiligen wollen, bekommen Dankbarkeit und das Gefühl, gebraucht zu werden, zurück.

Wie bereits bekannt ist, lassen sich die Symptome einer Demenz durch eine Medikamentation behandeln. Dabei können Antidepressiva, Antidementiva oder Antipsychotika eingenommen werden, um der Vergesslichkeit, Depressionen, Wutausbrüchen, Unruhe und Aggressivität entgegenwirken zu können. Allerdings gibt es nicht DAS Medikament gegen Demenz, weshalb viele Wirkstoffe eher fragwürdig sind und bei einer falschen Dosierung sogar mehr Schaden als Nutzen anrichten können. Daher kann es sinnvoll sein, sich auch auf alternative Heilmethoden einzulassen. Die Einnahme eines pflanzlichen Wirkstoffs, in dem vor allem Ginkgo enthalten ist, kann helfen, die Symptome zu reduzieren, ohne dabei nennenswerte Nebenwirkungen aufzuweisen. Aber auch Therapien, in denen mit allen Sinnen gearbeitet wird, können in kurzer Zeit Erfolge erzielen. Bei einer Musiktherapie zum Beispiel werden dem Patienten bekannte Lieder vorgespielt, an die er sich auch noch in dem späten Stadium der Demenz erinnern kann. So werden positive Emotionen ausgelöst und das Gehirn bleibt auf Trab.

Durch diese positive Emotionalität können Depressionen, Panikattacken oder Angstzustände abgemildert werden. Die Aromatherapie hingegen beschäftigt sich mit aller Art von Gerüchen, die den Demenzkranken bei Unruhe beruhigen können. Wieder ein anderer Ansatz nutzt den Tastsinn, indem Berührungen durch beispielsweise Massagen Geborgenheit signalisieren. Die Patienten erfahren so Zuwendung, Wertschätzung und fühlen sich geliebt. Diese therapeutischen Berührungen stellen oft alltägliche Prozesse wie das Händewaschen oder das Teigkneten dar. Auf diese Weise werden auch Überforderung, Stress und das Gefühl, die Kontrolle zu verlieren, minimiert.

Wie Sie also sehen, ist das Kind noch lange nicht in den Brunnen gefallen. Es wäre falsch, zu resignieren und sich nicht mehr zu bemühen. Gerade bei der Demenzerkrankung zählt jeder Tag und jede einzelne körperliche oder geistige Aktivität!

Alte Irrglauben

Wenn man sich im Netz, in der Zeitung oder in Fachzeitschriften informieren möchte, wird man gerade so mit Fakten bombardiert. Allerdings entsprechen einige davon nicht ganz den Tatsachen. Im Folgenden möchte ich mit alten Irrglauben aufräumen und Licht ins Dunkle bringen. Denn leider findet man hier und da immer noch Unwahrheiten, die Betroffene verunsichern oder falsche Hoffnungen machen. Obwohl sich manche Mythen als wahr herausstellen, bestehen die meisten aus Halbwahrheiten und teilweise abstrusen Verschwörungstheorien. Manche zweifeln die Existenz von Demenz an und geben falsche Erklärungen ab. Doch man sollte Vorsicht walten lassen und nicht immer alles glauben. Dazu kommt, dass immer neue Erkenntnisse aus der Forschung resultieren, sodass manche Behauptungen schlicht und einfach überholt sind.

Mythos Nr. 1: Ein Glas Rotwein an jedem Abend beugt Demenz vor.

Zwar ist eine Theorie unter Forschern bekannt, dass Stoffe, die auch in Rotwein enthalten sind, das Risiko einer Gefäßverengung, einer Gefäßverkalkung und damit eines Herzinfarktes, eines Schlaganfalls sowie der vaskulären Demenz senken kann. Dennoch lässt sich die Aussage nur teilweise bejahen, da der ebenfalls in Wein enthalten Alkohol eher kontraproduktiv ist. Außerdem ist die angebliche Wirkweise noch zu wenig erforscht, um eine eindeutige Empfehlung aussprechen zu können. Dass sich dieser Mythos so wacker hält, könnte vor allem daran liegen, dass man sich nur das heraussucht, was man hören will. Denn wer möchte seinen Alkoholkonsum nicht gerne als Prävention gegen Demenz tarnen?

Mythos Nr. 2: Nur Menschen mit niedrigem Bildungsgrad sind von Demenz betroffen.

Auch bei dieser Aussage handelt es sich eher um eine Halbwahrheit. Fakt ist, dass es Forschungen gegeben hat, bei denen herausgekommen ist, dass Menschen mit einem niedrigeren IQ, die keine besonders gute Bildung genossen haben, häufiger an Demenz erkrankt waren als Menschen mit hohem Bildungsstand. Wissenschaftler deuten diese Ergebnisse jedoch so, dass beide Bevölkerungsgruppen zwar gleich stark von Demenz betroffen sind, aber Personen mit einem hohen IQ die dabei entstehenden Symptome besser und auch langfristiger kompensieren können. Aufgrund dessen ist es auch so wichtig, das Gehirn zu trainieren, um das Risiko zu senken und ein rasantes Fortschreiten zu verlangsamen. Doch grundsätzlich ist die Aussage so, wie sie gestellt wurde, falsch, da auch hoch intelligente Menschen an Demenz erkranken können.

Mythos Nr. 3: Wer gesund lebt, kann nicht an Demenz erkranken.

Zwar sind einige Maßnahmen zur Prävention von Demenz bekannt, die zumindest das Risiko um bis zu 60 % senken, allerdings kann man nicht mit 100-prozentiger Wahrscheinlichkeit sagen, dass diese Schutzmaßnahmen ein Erkranken komplett verhindern. Wissenschaftler können zwar eine Empfehlung für eine gesunde Ernährung sowie für körperliche und geistige Betätigung aussprechen, jedoch keine Garantie. Doch auch, wenn eine gesunde Lebensweise keinen vollständigen Schutz darstellt, sollte man es nicht darauf ankommen lassen. Außerdem beugt ein gesunder Lebensstil auch zahlreichen anderen Krankheiten vor, weswegen es lohnenswert ist, in einen solchen zu investieren. Bis heute weiß man noch nicht genau, wo der Ursprung der Demenz liegt.

Mythos Nr. 4: Die Demenzerkrankung ist ansteckend.

Auch, wenn man zunächst über diese Aussage schmunzeln muss, kann es in manchen Fällen zu einer Ansteckung kommen. Allerdings ist damit die in den meisten Fällen heilbare, infektiöse Demenz gemeint, die sich durch eine Krankheit wie HIV oder Syphilis ausbreitet. Zwar wurde im Labor zu Forschungszwecken Alzheimer von Maus zu Maus übertragen, doch diese Übertragung ist keinesfalls auf den Menschen anwendbar. Demnach besteht in 99,99 % der Fälle kein Risiko – also nein, Demenz ist nicht ansteckend. Man muss sich als Pfleger oder Angehöriger keine Sorgen machen.

Mythos Nr. 5: Demenz und Alzheimer sind das Gleiche.

Diese sehr geläufige, aber auch falsche Behauptung ist relativ schnell aus dem Weg geräumt. Wie bereits erwähnt, ist Alzheimer lediglich eine von ca. 50 Unterkategorien des Oberbegriffes Demenz. Dieser Irrglaube besteht hauptsächlich dadurch, dass Alzheimer mit ca. 66 % die mit Abstand häufigste Form der Demenz ist.

Mythos Nr. 6: Eine Demenzerkrankung kann durch die Aufnahme von Aluminium verursacht werden.

Dieser Mythos ist falsch. Der Irrglaube, dass eine übermäßige Aufnahme des Metalls Aluminium Demenz verursachen kann, stammt daher, dass Forscher bei einer Autopsie herausgefunden haben, dass sich an dem Gehirn von verstorbenen Alzheimerpatienten auffällig viel Aluminium abgelagert hatte.

Allerdings konnte trotz dessen keine plausible Verbindung oder Kausalität festgestellt werden. Das heißt, dass eine überhöhte Menge an Aluminium nicht die Ursache für den Ausbruch einer Alzheimer-Demenz ist. Die Forscher gehen eher davon aus, dass die hohe Aluminiumkonzentration durch eine krankheitsbedingte Durchlässigkeit begründet werden kann. Die Leistungsfähigkeit der Blut-Hirn-Schranke nimmt ab und so diffundiert Aluminium durch die Membran.

Mythos Nr. 7: Demenzkranke sterben, weil sie das Atmen vergessen.

Das stimmt nicht. Zwar verlernen Demenzpatienten fast alle Grundfähigkeiten, doch der Atemreflex gehört zum vegetativen Nervensystem und dadurch läuft der Prozess autonom ab. Ansonsten könnte der Erkrankte auch vergessen, zu verdauen oder sein Herz schlagen zu lassen. Tatsächlich liegt die Haupttodesursache dennoch in der Lunge. Da Demenzpatienten unter einem geschwächten Immunsystem leiden, erkälten sie sich schneller und Krankheitsverläufe oder Infektionen sind um einiges schwerwiegender. Daher kann schon eine normale Erkältung zur Lungenentzündung führen, was für viele Demenzkranke den Tod bedeutet.

Mythos Nr. 8: Demenz ist nur eine natürliche Alterserscheinung.

Aussagen wie diese werden immer wieder laut, da sich die Forschung zu Alzheimer & Co. noch in den Kinderschuhen befindet. Jedoch kann man auch durch den heutigen Wissenschaftsstand sagen, dass dies absolut abwegig ist. Als Beweis kann man mit modernen Mitteln die Eiweißablagerung im Gehirn durch bildgebende Verfahren nachvollziehen. Demenz schädigt die Nervenzellen massiv und der Verlauf kann in manchen Fällen sehr rasant und krankhaft sein.

Aber Demenz tritt nicht nur bei Senioren auf, sondern kann auch junge Menschen treffen. Zwar tritt dies nicht so häufig auf, aber es gibt auch genügend ältere Menschen, die mit weit über 80 Jahren keine demenziellen Symptome aufweisen. Die meisten Vertreter dieser Theorie sind eher älter und der Meinung, dass man früher bei Vergesslichkeit oder sonderbarem Verhalten nicht gleich von einer Demenz gesprochen hat. Aber der Unterschied zwischen altersbedingter Schusseligkeit und Demenz ist enorm.

Mythos Nr. 9: Demenz ist vererbbar.

Zwar ist rund ein Prozent aller Demenzerkrankungen genetisch bedingt, doch das bedeutet auch, dass 99 % es nicht sind. Es gibt also ein gewisses Risiko, wenn die eigene Mutter oder der Vater an Demenz erkrankt ist, aber viele andere Risikofaktoren sind da viel bedeutender. Ein spezieller Gentest kann Auskunft darüber geben, ob man davon betroffen ist oder nicht. Eine erblich bedingte Demenz tritt auch meistens früher auf, im Alter von 35-65 Jahren. Die späte Demenz, ohne genetische Veranlagung, tritt eher ab 65+ auf. Jedoch sind die Ursachen dafür noch nicht vollständig erforscht. Man geht davon aus, dass zu wenig sportliche Betätigung im Zusammenhang mit ungesunder Ernährung ein Risiko von 60 % bis 80 % ausmachen kann. Also kann eine Demenzerkrankung insofern von den Eltern bedingt sein, als dass diese einen ungesunden Lebensstil vorleben.

Mythos Nr. 10: Die Pharmaindustrie hat Demenz nur erfunden.

An diesem Punkt sind wir bei den Verschwörungstheorien angelangt. Einige denken, dass Demenz zwar existiere, es aber ein Heilmittel gäbe, welches nur unter

Verschluss gehalten werden würde, um mehr Profit aus der Krankheit zu ziehen. Wieder andere sind der Meinung, dass der natürliche Alterungsprozess kommerzialisiert werde. Dass all diese Behauptungen kompletter Schwachsinn sind, wird wohl jedem klar sein, dennoch verpacken die Verschwörungstheoretiker ihre Annahmen auf eine manipulative Art und Weise.

Da ist man schon einmal versucht, ins Grübeln zu geraten und die allgemeingültigen Forschungen infrage zu stellen. Fakt ist, dass Pharmaunternehmen ein Bestreben haben, aus der Entwicklung von Medikamenten einen kommerziellen Nutzen für sich zu ziehen. Doch das bedeutet nun einmal Marktwirtschaft, zumal die Firmen durch den Wettbewerb untereinander bestrebt sind, möglichst schnell ein Gegenmittel auf den Markt zu bringen. Außerdem müssen die pharmazeutischen Unternehmen eine gewisse Transparenz aufweisen und eine Absprache untereinander wäre höchst illegal. Das sich solche Theorien überhaupt noch halten können, liegt vor allem daran, dass die Forschung zu Demenz noch relativ jung und unausgereift ist. Wenn keine klare Linie vorgegeben werden kann, ranken sich alternative Fakten um die eigentliche Wahrheit. Forschungsergebnisse werden falsch ausgelegt und die Begründung für das alles ist der Mangel an Beweisen. Doch obwohl immer mehr Forschungen versuchen, den komplexen Sachverhalt aufzuklären, gestaltet es sich schwierig, die neusten Erkenntnisse unters Volk zu bringen, da viele Theorien komplex und wissenschaftlich formuliert sind. Jedoch ist und bleibt Demenz ein klar definierter, krankhafter Zustand des Gehirns, welcher nachhaltig die Nervenbahnen schädigt und die kognitive Leistungsfähigkeit beeinflusst. Für viele liegt es also nahe, vielleicht auch aus Angst, selbst zu erkranken, die Krankheit als Lüge, Erfindung oder als heilbar darzustellen.

Mythos Nr. 11: Demenz an sich ist keine Krankheit, sondern ein Symptom.

Diese Theorie stützt sich vor allem darauf, dass es Formen der Demenz gibt, genau genommen die sekundäre Demenz, bei der eine Vorerkrankung eine Demenz auslöst. Diese Erkrankungen können meist auch behandelt und geheilt werden, sodass quasi auch die damit verbundene Demenz geheilt wird. Allerdings macht diese Art nur einen sehr kleinen Teil aus und davon auch auf die primäre Demenz zu schließen, ist dann doch ein bisschen zu weit hergeholt.

Mythos Nr. 12: Demenz ist nicht heilbar, also sterbe ich so oder so.

Obwohl es der Wahrheit entspricht, dass bis heute kein Heilmittel bekannt ist, sollte man nicht resignieren.

Auch wenn Medikamente die Krankheit nicht vollends behandeln können, lassen sich Symptome mildern. Zudem lässt sich auch der Tod, der für viele unausweichlich scheint, maßgeblich verzögern. Geistige und körperliche Herausforderungen sowie eine gesunde Ernährung können sehr hilfreich sein. Resignation ist also nicht angebracht.

Pflege von Demenzkranken

Dass eine häusliche Pflege aus Sicht der Angehörigen durchaus beschwerlich sein kann, dürfte mittlerweile kein Geheimnis mehr sein. In diesem Kapitel möchte ich mehr auf die Pflegesituation an sich und den Rollenwechsel vom Familienmitglied zum Pfleger eingehen. Außerdem erhalten Sie Ratschläge zu dem Thema, ab wann es sinnvoll ist, eine Pflegekraft von außen zu engagieren.

EIN ROLLENWECHSEL: VOM ANGEHÖRIGEN ZUR PFLEGEPERSON

Demenzkranke Personen werden meist im privaten Rahmen zu Hause von ihren engsten Familienangehörigen betreut. Pflegepersonen sind dabei zu zwei Drittel die Ehepartner und zu einem Drittel die Kinder oder Schwiegerkinder. Dabei sind Mischformen, Überlagerungen oder Verschiebungen nicht unüblich. Motive für die Übernahme der Pflege sind Solidarität, Zuneigung und Pflichtgefühl.

Häufig bemerken die Familienmitglieder den Beginn der Erkrankung ganz genau. Verhaltensauffälligkeiten stellen sich ein, der geliebte Mensch wird depressiv, ängstlich, aggressiv, unruhig und misstrauischer. Angehörige beschreiben, dass sie sogar von den Demenzkranken beschimpft und für ihre eigenen Fehler beschuldigt werden. Stimmungsschwankungen stellen sich ein sowie Vergesslichkeit und übermäßige Empfindlichkeit. Gemeinhin lässt sich sagen, dass das Verhalten der Angehörigen immer unangemessener wird. Dadurch entsteht das Gefühl, eine fremde Person vor sich zu haben. Dies bedeutet einen Wendepunkt und den Beginn des Rollenwechsels in den zwischenmenschlichen Beziehungen.

Die Angehörigen nehmen bewusst oder unbewusst von dem geliebten, vertrauten Menschen Abschied und sind nun nicht mehr Tochter, Ehemann oder Sohn, sondern eine Pflegeperson. Dieser Eindruck entsteht früher oder später, da der Charakter, die Erinnerungen, kurz alles, was einen Menschen ausmacht, langsam verschwindet. Dazu kommt, dass sich die gesamte Persönlichkeit des Betroffenen wandelt, die Person streitlustig, unfair und aggressiv wird. Doch anders als beim Tod eines Angehörigen kann dieser Abschied nicht verarbeitet werden, die geliebte Person ist ja physisch immer noch da. So macht sich die Familie jedes Mal aufs Neue durch „gute Tage“ falsche Hoffnung, die immer wieder enttäuscht wird. Denn auch für den Betroffenen ist der Ehepartner nur noch eine fremde Person, mit der er keinerlei Erinnerung teilt.

Dies zu begreifen, ist eine äußerst schmerzliche, von Trauer erfüllte Erfahrung, da im Verlauf immer deutlicher wird, dass das vertraute, persönliche Band zueinander verloren ist. Jedoch ist es wichtig, den Erkrankten vor der Krankheit zwar in Erinnerung zu behalten, aber dieses Bild klar von dem gegenwärtigen Zustand abzugrenzen. Allerdings bedeutet dies nicht, sich emotional abzuwenden, sondern eine Gefühlsbeziehung aufrecht zu erhalten, um Zuwendung geben zu können und den gegenwärtigen Zustand des Betroffenen zu akzeptieren.

Das Elternteil wird zunehmend gebrechlicher, abhängiger und hilfsbedürftiger, sodass von nun an das Kind eine elterliche, anleitende Rolle übernimmt. Die Angehörigen sind in ständiger Sorge und Verlustgefühle stellen sich ein. Organisatorische, pflegerische und finanzielle Aufgaben werden übernommen sowie die Planung der Tagesstrukturierung – objektive Tätigkeiten wie Behördengänge, das Herstellen einer demenzfreundlichen Umgebung, Kochen, Medikamentenvergabe, Haushaltshilfe und das Erledigen von Einkäufen oder Grundpflegeaufgaben wie Waschen, Windeln wechseln und das Achten auf die Zahnhygiene. Außerdem muss auf den Tag-Nacht-Rhythmus sowie auf emotionale Unterstützung geachtet werden. Dabei sollte man unbedingt beachten, dass im Laufe der Zeit das Schmerzempfinden gestört ist und dass die Betroffenen sich nicht mehr so gut artikulieren können.

Daher muss der Angehörige selbst bei auffälligem Verhalten in Erwägung ziehen, dass körperlicher Schmerz eine Ursache für das Jammern und Klagen ist. So entsteht fast schon ein gewisser Rollentausch, da die Eltern wieder zum Kind werden, was nur schmerzlich zu ertragen ist. Zu Beginn will man diese Verschiebung noch nicht richtig wahrhaben, doch die Veränderungen nehmen immer weiter zu und vergrößern sich Tag für Tag. So lernen die pflegenden Angehörigen in einem schmerzhaften Prozess, dass es kein Zurück mehr gibt.

Dazu kommt, dass die Demenzpatienten immer weniger selbstständig sind und so die Anforderungen, die an die Pflegenden gestellt werden, immer vielfältiger, intensiver und aufwendiger werden und viel Energie sowie Zeit in Anspruch nehmen. Das bedeutet für die Familienmitglieder eine intensiver werdende Pflege und Beaufsichtigung. Das nagt natürlich an den eigenen Kräften. Häufig wird das eigene Leben ganz nach der demenziell erkrankten Person ausgerichtet. Auch die Einschränkungen der eigenen Freizeit nehmen immer weiter zu, da sich der Pflegebedarf mit der Zeit erhöht, was zu einem Ungleichgewicht führt. Also müssen sich die Familienmitglieder immer aufs Neue an die Pflegesituation und die steigende Verantwortung, die damit einhergeht, anpassen.

Des Weiteren wird es immer schwerer, die Balance zwischen den eigenen Bedürfnissen und den Bedürfnissen des Demenzkranken zu finden. Das hat zur Folge, dass sich die Angehörigen unter Druck setzen, was zu ständigem Stress und Versagensängsten führt. Diese übersteigerte Anspruchs- und Erwartungshaltung sich selbst gegenüber führt dazu, dass pflegende Familienmitglieder neben der objektiven auch einer großen subjektiven Belastung ausgesetzt sind. Denn die Verhaltensweisen der Erkrankten können sehr verletzend, beschämend und zermürbend sein. Nicht selten kommt es vor, dass die Angehörigen nach und nach eine regelrechte Wut auf den Dementen entwickeln. Die ganze Situation ist von beiden Seiten emotional aufgeladen und es entstehen häufig Konflikte. Besonders heikel wird die Angelegenheit, wenn dazu noch alte, unbeglichene Rechnungen kommen. Ein Angehöriger, der sich sein ganzes Leben von dem Erkrankten ungerecht behandelt gefühlt, seine Bedürfnisse zurückgesteckt hat und noch ungelöste Konflikte mit sich herumträgt, an die sich der Demenzkranke mitunter gar nicht mehr erinnern kann, kann diese angestaute Wut bei dem nächsten Wutausbruch vielleicht nicht mehr zügeln. In Verbindung mit sozialer Isolation und dem Gefühl, die demenzkranke Person verstecken zu müssen, kann eine explosive Mischung entstehen.

Jedes Individuum, welches mit der Pflege eines dementen Familienangehörigen betraut wird, reagiert anders auf Überforderung, Belastung und unangemessenes Verhalten des Erkrankten. Manche ziehen sich zurück und verfallen in Depressionen, andere werden eben von Angst, Schuld, Wut oder Scham begleitet. Manchen gelingt ein sehr resilienter Umgang mit der Situation und andere werden psychisch und körperlich krank. Dies ist auch einer der häufigsten Gründe dafür, dass sich pflegende Angehörige dazu entschließen, die private, häusliche Pflege aufzugeben, da sich die Belastung auch negativ auf den Umgang mit dem Demenzkranken auswirken kann. Wissenschaftler sprechen von einer 25-prozentigen Chance, dass pflegende Angehörige psychosomatisch erkranken, wenn eine leichte Demenz vorliegt. Das Risiko steigert sich im mittleren und späten Stadium noch einmal drastisch. Es können sich Schlafstörungen, Appetitlosigkeit, Essstörungen und andere Krankheiten ausbilden. Außerdem ist es unter der hohen Belastung wahrscheinlicher, dass die pflegenden Familienmitglieder früher sterben. Die Pflege von Demenzkranken wird nicht ohne Grund belastender eingeschätzt als die Pflege von Menschen mit anderen Erkrankungen.

Aber auch die Situation in der Familie, bei der der Demenzangehörige aufgenommen wurde, verschärft sich. Aufgrund dessen kann man bei Demenz auch von einer Familienerkrankung sprechen, da mehr oder weniger die ganze Familie davon betroffen ist. Die Dynamik wird durch den Pflegefall komplett verändert. Die ehemalige Rollenverteilung, finanzielle Regelungen, Verantwortlichkeiten und Erwartungen aneinander werden auf den Kopf gestellt. Das kann zu Konfliktsituationen führen, da nicht mehr eindeutig geregelt ist, wer welche Aufgaben im Haushalt übernimmt.

Der Hauptpflegende fühlt sich meist nicht genug unterstützt, während sich der Ehepartner und die Kinder vernachlässigt oder zurückgesetzt fühlen. Alte Konflikte und Rivalitäten blühen wieder auf und das familiäre Umfeld gerät in eine Krisensituation. Gerade deswegen ist es wichtig, im Gespräch zu bleiben und Bedürfnisse offen anzusprechen. Vielleicht kann es helfen, einen neuen Plan zu erstellen, der die Aufgabenverteilung für alle fair regelt.

Nichtsdestotrotz erleben manche Familien die Pflegesituation als positiv. Die Familie rückt wieder näher zusammen, alle helfen sich gegenseitig und man kann schöne Momente zusammen mit dem Demenzkranken erleben. Sicherlich bringt ein Ebenenwechsel viele Herausforderungen und Schwierigkeiten. Ein so gravierender Eingriff in den Alltag bringt viele Probleme, dennoch kann man diese mit einer guten Portion Verständnis und Humor bewältigen.

EINE PFLEGEKRAFT VON AUßEN?

Angesichts der großen Belastungen, die mit einer langfristigen häuslichen Pflege verbunden sind, kann die Situation den pflegenden Angehörigen schnell über den Kopf wachsen, sodass sie sich schlimmstenfalls selbst in einen Pflegefall verwandeln. Die aufwendige Pflege eines Demenzkranken kann keine einzelne Person allein schultern, ohne an seine körperlichen und geistigen Grenzen zu stoßen. Über die Hälfte der Demenzkranken, die zu Hause versorgt werden, werden spätestens im letzten Stadium der Krankheit einem Heim anvertraut. Das hat vor allem damit zu tun, dass die körperliche und seelische Belastung für die Familie zu groß wird. Die schwierige Entscheidung eines Heimantritts wurde meist nach einem schmerzlichen Überlegungsprozess gefällt. Diese Lösung stellt für viele restlos überforderte Familienmitglieder den letzten Ausweg dar.

Vielen ist dabei nicht klar, dass es mehr als zwei Möglichkeiten gibt. Die Welt ist nicht nur schwarz und weiß, sondern auch in viele verschiedene Grautöne gegliedert. In diesem Fall bedeutet das, dass es noch andere Möglichkeiten neben Pflegeheim und häuslicher Betreuung gibt. Leider lässt die Aufklärung zum Thema Demenz und zur Pflegesituation in der Öffentlichkeitsarbeit noch zu wünschen übrig. Das Thema wird weitestgehend noch immer tabuisiert, weswegen pflegende Familienmitglieder sich schämen, mit ihren Problemen zu Freunden zu gehen und sich so aussprechen zu können. Daher ist es wichtig, in der Gesellschaft eine gewisse Akzeptanz für die Erkrankung aufzubringen. Ansonsten finden sich unter Umständen trotz des hohen Bedarfs zu wenige Beratungsstellen für Angehörige oder diese sind nur schwer zugängig.

Dazu kommt, dass sich viele aus Scham und Angst vor Abwertung nicht trauen, sich an eine Beratungsstelle zu wenden. Dennoch können Sie selbst dazu beitragen,

Ihr soziales Umfeld über Demenz aufzuklären. Dadurch entwickelt sich Akzeptanz und Verständnis für die Krankheit. Vielleicht sind einige Nachbarn oder langjährige Freunde auch dazu bereit, Ihnen von Zeit zu Zeit zur Hand zu gehen. Kleine Gesten, wie die Begleitung des Erkrankten zum Einkaufen und wieder nach Hause, können für Sie als Pflegeperson eine große Entlastung bedeuten.

Obwohl es Ihnen im ersten Moment schwerfällt, Hilfe von außen anzunehmen, ist es wichtig, sich schon zu Beginn an lokale Demenzstellen oder Fachberatungsstellen zu wenden und diese mit einzubeziehen. Diese bleiben dann mit Ihnen über die Zeit hinweg in Kontakt und begleiten Sie durch Höhen und Tiefen. Die Fachleute vor Ort können Ihnen individuell angepasste Unterstützung empfehlen, die Sie nach Bedarf anfordern können. So können Sie Ihre Pflegebereitschaft langfristig erhalten. Denn der große Nachteil eines Heimantrittes ist, dass der Betroffene aus seinem gewohnten Umfeld gerissen wird, was sowohl für ihn selbst als auch für die Angehörigen mit viel Schmerz verbunden ist. Deshalb sollte man versuchen, die Situation so zu handhaben, dass ein abgestuftes Angebot auch auf die Bedürfnisse der pflegenden Familienmitglieder abgestimmt ist. Zunächst sollten die familiären Ressourcen organisiert und verwendet werden. Dabei können diverse Beratungsstellen helfen, diese zu aktivieren und angemessen mit den Kräften zu haushalten. Dann kann eine niedrigschwellige Betreuung angestrebt werden, bei der eine Pflegekraft für ein paar Stunden die Woche vorbeikommt und so für Entlastung sorgt. Danach können ambulante Pflegedienste eingeschaltet werden, die die Grundpflegeaufgaben übernehmen und einem tagsüber zur Seite stehen. Außerdem kann man einen betreuten Urlaub für Demenzkranke mit ihren Angehörigen anmelden. Wichtig ist, dass die Pflege nicht nur auf eine Person geschoben wird, sondern, dass diese Ausnahmesituation alle etwas angeht. Als zweiten Schritt werden wie eben erwähnt ambulante Pflegedienste eingeschaltet, die zu dem Betroffenen nach Hause kommen. Das hat den Vorteil, dass die Angehörigen nicht überfordert werden und dass die dementen Personen trotzdem bei Ihren Familien bleiben können. Manchmal werden auch Informationsveranstaltungen abgehalten, die Angehörige fachgerecht über die Krankheit aufklären und wichtige Tipps zum Umgang mit Erkrankten geben. Außerdem erfährt man, wie die Gedanken- und Gefühlswelt eines Demenzkranken aussieht.

Des Weiteren werden auch Kurse oder Selbsthilfegruppen für Betroffene und deren Angehörige angeboten. So kann man Erfahrungen untereinander austauschen und man weiß, dass man nicht allein mit seinen Problemen ist. Behalten Sie dabei immer im

Hinterkopf, dass Sie kein ausgebildeter Pfleger sind. Fehler können passieren und es ist keine Schande, die Unterstützung zu intensivieren und einen Besuchsdienst oder eine Tagespflege in Anspruch zu nehmen. Außerdem besteht zudem die Möglichkeit, sich weiterzubilden und eine Schulung für pflegende Familienmitglieder zu besuchen, die darauf ausgelegt ist, den Angehörigen den richtigen, deeskalierenden Umgang und eine angemessene Pflege beizubringen. Eine solche Maßnahme erleichtert den Umgang mit dem Demenzkranken ungemein, da Familienmitglieder nicht einfach vor dem Nichts stehen und ungewollt in eine Pflegesituation rutschen, obwohl sie keine Ahnung davon haben, wie man einen Menschen richtig pflegt. Neben Angehörigengruppen & Co. bieten manche Institutionen auch ein Programm an, in dem Erkrankte zusammen mit ihren pflegenden Angehörigen aufgenommen werden. Solche Rehabilitationskliniken betreuen die Demenzkranken fachgerecht und bieten den Angehörigen Entlastung, die Möglichkeit zur Regeneration sowie Beratung.

Aber auch ärztliche und therapeutische Hilfe sollte von Zeit zu Zeit angenommen werden. Da es sich bei Demenz um eine schwere Krankheit handelt, ist es unumgänglich, den Betroffenen umfassend medizinisch zu betreuen. Medikamente für Gedächtnisschwund, Depressivität, Schlafstörungen und Psychosen müssen angepasst werden, aber auch nicht medikamentöse Maßnahmen, wie beispielsweise Musik-, Aroma- und Bewegungstherapien, können große Fortschritte erzielen. Auch in Gedächtnissprechstunden in speziell dafür ausgebildeten gerontopsychiatrischen Zentren kann man professionelle Hilfe bekommen. Dabei reicht es schon, wenn man sich mit seinem Verdacht beim Hausarzt meldet, da dieser Weg meist einfacher ist, als gleich einen Facharzt aufzusuchen. Dieser kann die Angehörigen und Erkrankten aufklären und anschließend weiterleiten. Somit wird die Schwellenangst, sich an einen Neurologen oder Psychiater zu wenden, langsam überwunden.

Der Nachteil solcher Angebote ist, dass eine Inanspruchnahme von Pflegekräften oder Institutionen einen beachtlichen finanziellen Kostenpunkt darstellt. Dabei kann eine abgeschlossene Pflegeversicherung hilfreich sein, bei der man grundsätzlich Anspruch auf zwei Pflegebesuche im Jahr hat. Diese dienen in erster Linie zur Beratung der Angehörigen und den Demenzkranken. Dazu kommt, dass erkrankte Menschen, die in eine Pflegestufe eingeordnet worden sind, zusätzliche Betreuungsbeiträge zur Unterstützung erhalten. Das gilt vor allem dann, wenn die Alltagskompetenz maßgeblich eingeschränkt ist. Also bedenken Sie, dass eine Pflegekraft von außen in den meisten Fällen sinnvoll ist. Es ist besser, den steigenden

Pflegebedarf nicht ganz allein auffangen zu wollen, sondern sich so früh wie möglich an Experten zu wenden. Dass erspart sowohl Ihnen als auch Ihrem demenziellen Familienmitglied viel Kummer und Leid.

Abschließende Worte

Ich hoffe, Sie konnten einige hilfreiche Informationen aus diesem Ratgeber ziehen. In diesem letzten Kapitel möchte ich Ihnen zum Abschluss noch einige, zusammenfassende Tipps an die Hand geben.

10 PRAKTISCHE ALLTAGSTIPPS FÜR BETROFFENE

1. Soziale Kontakte erhalten: Wer mit der Diagnose Demenz konfrontiert wird, zieht sich meist aus seinem sozialen Umfeld zurück. Dennoch sollten Sie diesem Drang keinesfalls nachgeben, sondern sich um zwischenmenschliche Beziehungen bemühen. Freizeitbeschäftigungen, Hobbys und Kontakte, die Sie schon vor der Diagnose gepflegt haben, sollten regelmäßig weitergeführt werden. So bleiben Sie im Rhythmus, da Sie am Tag ausreichend aktiv sind, um bei Nacht gut schlafen zu können.

2. Strukturierung des Tagesablaufes: Je weiter die Demenz fortschreitet, desto schwieriger fallen alltägliche Tätigkeiten. Aufgrund dessen ist es einfacher, wenn Sie einer festgelegten Routine folgen. Dabei sollten Sie feste Zeiten für Waschen, Zahnhygiene, Schlafen, Essen, aber auch für Treffen mit Freunden, sportliche Aktivitäten oder für den Spaziergang mit dem Hund einführen. So können Sie sich Ihre Orientierungsfähigkeit länger erhalten und Stress sowie Überforderung vermeiden.

3. Mobilität: Bleiben Sie mobil und scheuen Sie sich nicht, selbst zu Fuß einzukaufen oder einen Spaziergang zu machen. Lassen Sie sich nicht von Familienmitgliedern reinreden und übernehmen Sie so lange wie möglich selbst den Haushalt. Wenn Sie dennoch irgendwann Hilfe benötigen, versuchen Sie, kleinere Tätigkeiten allein zu bewältigen. Damit Sie Ihre Mobilität länger behalten können, bieten sich Hilfsmittel wie Rollatoren oder andere Gehhilfen an, um große Schmerzen beim Gehen und Stehen zu vermeiden.

4. Sportliche Aktivität: Auch regelmäßig Sport zu treiben, ist bei einer Demenzerkrankung sehr wichtig. Trainieren Sie Ihre Muskeln, Gelenke, Ihre Koordination und Ihren Gleichgewichtssinn, solange Sie noch dazu in der Lage sind. Viele Senioren nehmen an Wassergymnastik-Kursen teil, weil dieser Sport die Gelenke schont und viel Spaß macht. Achten Sie dabei darauf, eine Sportart zu wählen, die Ihnen zusagt.

5. Freizeitgestaltung: Es ist wichtig, dass Sie Ausflüge unternehmen, kulturelle Angebote wahrnehmen und mit anderen Menschen im Austausch bleiben. Dennoch sollten Sie beachten, dass die Aktivitäten im Voraus gut geplant sind. Spontanität kann zu Desorientierung und Kontrollverlust führen. Daher sollten Sie sich in Ruhe Angebote heraussuchen und genügend Zeit einplanen.

Es ist eher kontraproduktiv, wenn Sie nur von Aktivität zu Aktivität hetzen.

6. Anpassung der Beschäftigungen: Auch, wenn es eine gute Sache ist, weiterhin Ihren Hobbys nachzugehen, müssen Sie sich mit dem Gedanken anfreunden, dass dies Ihnen zunehmend schwerer fallen wird. Schrauben Sie deswegen Ihre Ansprüche an sich etwas herunter und passen Sie Ihre Aktivitäten an. Vielleicht reicht es, eine Kurzgeschichte zu lesen, statt sich mit dicken Romanen zu befassen.

7. Neues lernen: In einem gewissen Rahmen ist es förderlich, wenn Sie sich einmal mit unbekannten Beschäftigungsmöglichkeiten auseinandersetzen. Das ist ein gutes Gedächtnistraining und macht auch noch Spaß. Trauen Sie sich zur Abwechslung einmal an ein neues Spiel, erlernen Sie ein Instrument oder probieren Sie sich am Malen aus.

8. Ausgewogene Ernährung: Achten Sie darauf, ausreichend und gesund zu essen. Dabei kann es helfen, neue Rezepte auszuprobieren, um eine größere Vielfalt herzustellen. Es kann sein, dass Ihr Geschmackssinn mit der Zeit verloren geht. Versuchen Sie, Ihr Essen stärker und abwechslungsreicher zu würzen. Wenn Sie keine

Zeit und Kraft mehr zum Kochen haben, wenden Sie sich an die Organisation „Essen auf Rädern".

9. Flüssigkeitszufuhr: Wer zu wenig trinkt, der leidet an Kopfschmerzen und fühlt sich matt. Doch gerade auch, um die Demenz-Symptome abzuschwächen, sollten Sie mindestens 1,5 Liter Flüssigkeit aufnehmen. Das muss auch nicht immer Wasser sein, Sie können Ihren täglichen Bedarf auch durch Tee, Säfte und Suppen decken.

10. Orientierung: Um der Vergesslichkeit entgegenwirken zu können, empfiehlt es sich, wichtige Gegenstände, wie beispielsweise den Haustürschlüssel, das Adressbuch oder die Brieftasche, immer am selben Ort aufzubewahren. Des Weiteren sollten Sie sich angewöhnen, Termine immer sofort in einen Kalender einzutragen. Auch große, gut lesbare Uhren und die Beschriftung von Schränken bzw. Schubladen kann Orientierung geben.

10 PRAKTISCHE ALLTAGSTIPPS FÜR ANGEHÖRIGE

1. Selbstbewusstsein stärken: Versuchen Sie, Ihren dementen Angehörigen durch positive Bestärkung zu motivieren. Loben Sie ihn häufiger und vermeiden Sie es, ihn zu verbessern. Reden Sie über die Vergangenheit und über persönliche Erfolge der Person. In der Gegenwart sollten Sie dem Demenzkranken vermitteln, dass er ernstgenommen und wertgeschätzt wird. Dadurch wird das Selbstvertrauen gesteigert und die Pflegesituation entschärft.

2. Lassen Sie sich auf eine alternative Kommunikation ein: Da bei einer Demenzerkrankung schon sehr früh das Sprachzentrum betroffen ist, ist es wichtig, sich den Fähigkeiten der Betroffenen nach und nach anzupassen. Kommunikation muss nicht immer über Sprache erfolgen, Sie können auch durch Gestik, Mimik, Gefühle und Berührungen kommunizieren und so einen Zugang finden.

3. Erstellen Sie ein Erinnerungstagebuch: Durch dieses Tagebuch können Sie Ihrer Kreativität freien Lauf lassen und sowohl Fotos und Notizen als auch Naturalien einkleben. So können Sie Ihrem demenzkranken Angehörigen eine gute Erinnerungsstütze aufbauen.

Zeigen Sie Ihrem Familienmitglied dieses Buch regelmäßig und lassen Sie ihn bei der Gestaltung teilhaben. Ein guter Anfang wären Porträtfotos der restlichen Familie mit Namen, um somit eine gute Basis zu schaffen. Sie können auch für sich selbst eine Art Pflegebuch erstellen, indem Sie Ihre Pflegetätigkeiten festhalten.

4. Geduld: Im Umgang mit Demenzpatienten ist Geduld das höchste Gebot. Gewöhnen Sie sich daran, den Erkrankten zwar zu unterstützen, aber ihn dennoch in einem gewissen Rahmen gewähren zu lassen. Nehmen Sie ihm nicht alles ab, sondern erhalten Sie die Selbstständigkeit so lange wie möglich aufrecht. Bleiben Sie auch bei Gefühlsausbrüchen gelassen und beruhigen Sie den Erkrankten.

5. Machen Sie das Haus sicher: Es kann hilfreich sein, wenn Sie im Haus des Dementen einige Veränderungen vornehmen. Besorgen Sie ein Nachtlicht, sodass die Flure und Zimmer trotz Dunkelheit ausreichend beleuchtet sind, wenn der Erkrankte aufwacht und nachts herumwandert. Auch die Beseitigung von Stolperfallen kann Stürze verhindern. Außerdem sollten Sie elektronische Geräte und Steckdosen gut sichern, um die Verletzungsgefahr zu verringern.

6. Beseitigung von angeblichen Gefahrenquellen: Manchmal wirken demente Personen unberechenbar und haben plötzlich panische Angst vor einem Knacken, dem Regen oder vor dem Heulen des Windes. In den meisten Fällen können Sie nicht viel tun, außer den Ursprung der Geräusche zu erklären oder zu beseitigen und den Erkrankten zu beruhigen.

7. Gedächtnisstützen: Gerade am Anfang können Sie noch viel tun, um die Vergesslichkeit zu kompensieren. Sie können zum Beispiel wichtige Informationen immer und immer wieder mitteilen, indem Sie diese unauffällig im Gespräch einfließen lassen. Oder aber Sie fertigen ein Armband an, welches mit dem Namen und der Adresse des Demenzkranken versehen ist, damit er selbst und andere Personen Identität und Wohnort zuordnen können.

8. Verabschieden Sie sich von der einen Wahrheit: Demenzkranke leben irgendwann in ihrer eigenen Realität. Da scheint es nahe zu liegen, ihn eines Besseren zu belehren. Jedoch sollten Sie eher versuchen, sich auf diese Welt einzulassen. Es erfordert ein gewisses Maß an Empathie, offensichtliche Unwahrheiten als Realität anzuerkennen. Lenken Sie im Zweifel von dem Thema ab, statt sich auf eine Diskussion einzulassen.

9. Schönes erleben: Auch wenn eine 24-Stunden-Pflege sehr anstrengend sein kann, können Sie versuchen, sich auf die schönen Momente zu besinnen und diese festzuhalten. Machen Sie beispielsweise zusammen Urlaub oder laden Sie den Demenzkranken auf eine Reise in die Vergangenheit ein. Rufen Sie sich die ehemaligen Hobbys des Erkrankten ins Bewusstsein und versuchen Sie, durch ähnliche Aktivitäten positive Gefühle auszulösen.

10. Nehmen Sie sich Auszeiten: Doch trotz allem sollten Sie sich unbedingt Zeit allein einräumen, um sich zu erholen und zu entlasten. Vielleicht legen Sie dafür feste Zeiten fest. Nehmen Sie ein Bad, treiben Sie Sport oder treffen Sie sich einmal wieder mit Freunden auf einen Kaffee. Wenn das zu betreuende Familienmitglied nicht allein gelassen werden kann, können Sie einen Pflegedienst oder Besucherdienste engagieren.

WARUM SPIELEN HILFT: 8 SPIELE FÜR DEMENZKRANKE

Die meisten Spiele helfen, die grauen Zellen in Schwung zu bringen. Trotzdem gibt es einige Spiele, die speziell für Demente entwickelt wurden, die die geistigen Fähigkeiten gezielt fördern und so die kognitive Leistungsfähigkeit bei Demenzkranken länger erhalten können.

1. **Erinnere Dich-Memory:** Das Prinzip dieses Spiels gleicht dem klassischen Memory, allerdings sind die Karten um einiges größer als gewohnt. So lassen sich die Bilder leicht erkennen und aufdecken. Außerdem sollen die paarweise auftretenden Gegenstände nicht nur gesammelt werden, sondern auch zum Erzählen anregen. Die Kosten für dieses Spiel belaufen sich auf ca. 40 €.

2. **„Bunte Mischung“:** Dieses Kartenspiel besteht aus 168 Spielkarten. Diese werden abwechselnd von den Spielern gezogen und fordern zu Gymnastikübungen und dem Singen von Liedern auf. Außerdem werden Rätsel und Fragen gestellt. Die Themen variieren und reichen von Natur über Haushalt bis hin zu Themen von früher. Insgesamt kostet „Bunte Mischung“ um die 30 €.

3. **„Vertellekes“ – das neue Spiel:** Auch bei diesem Spielkonzept geht es darum, Impulse für Gespräche zu liefern. Es gibt sowohl ein Spielbrett als auch dazugehörige Karten. Rätsel müssen gelöst werden und man beschäftigt sich mit Redensarten und Wörtern. Das Spiel erfreut sich großer Beliebtheit, obwohl sich die Preiskategorie mit 80 € eher weiter oben befindet.

4. **Groß-Puzzles:** Es geht darum, Puzzlespaß auch für Demenzkranke aufzubereiten. Ein Set besteht aus gerade einmal vier Teilen und ist so auch für Demente, bei denen die Krankheit weiter fortgeschritten ist, einfach zu lösen. Die motorischen Fähigkeiten werden trainiert, ein schönes Bild entsteht und ganz nebenbei kann man sich noch entspannt unterhalten. In einer Packung befinden sich sechs Sets und die Kosten belaufen sich auf etwa 30 €.

5. **Tablet:** Seit Neuestem werden neben herkömmlichen Brett- und Kartenspielen auch Tablets angeboten, die auf die Bedürfnisse von Demenzkranken zugeschnitten sind. Darauf können die Demenzpatienten zwischen rund 500 interaktiven Spielen wählen, die in kurzen Filmen, Rätseln oder Bildern aufbereitet sind. Des Weiteren können manche Spiele in Gruppen gespielt werden. Die Preisspanne beläuft sich von ungefähr 200 € bis 400 €.

6. **Wer ist der Chef:** Bei diesem Spiel werden sowohl der Bewegungsapparat als auch das Gedächtnis trainiert. Man findet sich in einer Gruppe von 3 bis 20 Personen zusammen. Als Erstes werden eine oder zwei Personen als Detektive ausgewählt, um das Zimmer zu verlassen. Die verbliebenen Personen bestimmen jemanden unter sich, der die Rolle des Chefs einnimmt. Nun werden die Sucher hereingebeten. Der Chef beginnt mit einer Bewegung und die anderen Spieler versuchen, diese so schnell wie möglich nachzumachen. Die Aufgabe der Detektive ist es nun, in der Gruppe den Chef, der die verschiedenen Übungen vorgibt, ausfindig zu machen. Dieses Spiel macht vor allem in größeren Gruppen viel Spaß, da sich so mehr Abwechslung bietet.

7. **Ich packe meinen Koffer:** Dieses Gedächtnisspiel erfreut sich in allen Altersklassen großer Beliebtheit. Das Konzept ist simpel: Jeder Zug wird mit dem Satz „Ich packe meinen Koffer…“ eingeleitet. Bereits genannte Gegenstände werden dabei wiederholt und ein eigener Begriff wird hinzugefügt. So wird die Liste immer länger und es wird schwieriger, sich alles zu merken. Durch seinen hohen Bekanntheitsgrad ist dieses Spiel auch Menschen mit Demenz geläufig. Als Erinnerungsstütze und um das Gesagte zu unterstreichen, können Bewegungen und Gesten eingearbeitet werden, die den Gegenstand beschreiben.

8. **Menschenmemory:** Wie bei jedem Memory ist das Ziel des Spiels das Finden von Paaren. Doch bei dieser Version braucht man keine Karten, sondern Menschen. Zu Beginn verlassen zwei Personen den Raum. Diese werden später die beiden Memory-Spieler sein. In einer Gruppe von 10 bis 40 Personen finden sich immer zwei zusammen. Zu einem Oberthema, wie beispielsweise Geräusche, Gegensätze oder Bewegungen, denken sich die Paare ein individuelles Erkennungsmerkmal aus. Dann werden die beiden Spieler ins Zimmer gebeten. Nun werden die Menschen einzeln befragt, um Paare zu finden und das Spiel zu gewinnen. Auch dieses Spiel vereint Bewegung mit Gedächtnistraining und macht vor allem mit mehreren Personen Spaß, da es mehr Variationen gibt.

Quellen

https://www.researchgate.net/publication/325999794_Ich_habe_mich_sozusagen_selbst_verloren_-_Biographische_Identitat_autobiographisches_Gedachtnis_und_Alzheimer-Demenz

https://lexikon.stangl.eu/4925/selbstkonzept/

https://www.deutsche-alzheimer.de/fileadmin/alz/broschueren/herausforderung_demenz.pdf

https://www.pflege-durch-angehoerige.de/die-fuenf-phasen-der-akzeptanz-einer-krankheit/

https://www.deutsche-alzheimer.de

https://demenz.behandeln.de/demenz-tipps-fuer-angehoerige.html

https://www.alzheimer-bw.de/fileadmin/AGBW_Medien/AGBW-Dokumente/Nachlesen/2017/170215-Selbstfuersorge_fuer_Angehorige_und_Betreuungspersonen_von_Menschen_mit_Demenz.pdf

https://www.bundesgesundheitsministerium.de/themen/pflege/online-ratgeber-demenz/krankheitsbild-und-verlauf.html

https://www.wegweiser-demenz.de/informationen/alltag-mit-demenzerkrankung/tipps-fuer-angehoerige.html

https://www.deutsche-alzheimer.de/unser-service/archiv-alzheimer-info/kommunikation-mit-menschen-mit-demenz-guter-kontakt-ist-moeglich.html

https://www.wegweiser-demenz.de/informationen/medizinischer-hintergrund-demenz/vorbeugung-und-praevention.html

http://www.vitanet.de/aktuelles/gehirn-nerven-psyche/20190923-mythen-alzheimer

https://www.pflege-durch-angehoerige.de/demenz-und-alzheimer/

http://www.alzheimerforum.de/2/5/Laschinski.pdf

https://www.wegweiser-demenz.de/informationen/medizinischer-hintergrund-demenz/vorbeugung-und-praevention.html
http://www.vitanet.de/aktuelles/gehirn-nerven-psyche/20190923-mythen-alzheimer
https://www.pflege-durch-angehoerige.de/demenz-und-alzheimer/
http://www.alzheimerforum.de/2/5/Laschinski.pdf

1. Auflage
Kontakt: Psiana eCom UG/ Berumer Str. 44/ 26844 Jemgum
Covergestaltung: Fenna Larsson
Coverfoto: depositphotos.com

Printed in Poland
by Amazon Fulfillment
Poland Sp. z o.o., Wrocław

64190463R00099